让马王堆医学文化活起来丛书

总主编 何清湖 副总主编 陈小平

马王堆 精气神学说

主编 魏一苇 陈洪

C S K 湖南科学技术出版社 · 长沙

国家一级出版社 全国百佳图书出版单位

《让马王堆医学文化活起来丛书》

编委会

总 主 编 何清湖

副总主编 陈小平

编 委 王 磊　邓婧溪　申志华　冯 雪　朱明芳　孙相如

　　　　　孙贵香　阳吉长　李 点　李 玲　李迎秋　李波男

　　　　　肖碧跃　何宜荣　何清湖　沈 菁　沈敬国　张文安

　　　　　张冀东　陈小平　陈 洪　罗 健　罗红财　周 兴

　　　　　周 青　周春国　胡宗仁　骆 敏　彭 亮　葛晓舒

　　　　　喻燕姣　蓝 兵　魏一苇

学术秘书 陈 洪　魏一苇

《让马王堆医学文化活起来丛书·马王堆精气神学说》

编委会

主 编 魏一苇　陈 洪

副 主 编 陈小平　葛晓舒　曹 淼　朱珊莹

编 委 马莉苹　王 丹　叶培汉　冯 雪　刘 扬　朱珊莹

　　　　　陈小平　陈 洪　赵远鹏　周慰冰　钟子轩　曹 淼

　　　　　葛晓舒　傅馨莹　魏一苇

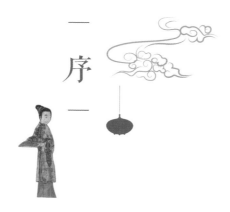

序

　　文化是事业赓续的根脉，更是开创新局的源泉。习近平总书记在党的二十大报告中明确提出，要"推进文化自信自强，铸就社会主义文化新辉煌"。这是因为文化自信是推进一个国家、一个民族持续发展的最基本、最深沉、最强大的力量。随着"两个结合"重要论断的提出，习近平文化思想为我们担负起新时代文化使命、建设中华民族现代文明提供了根本遵循和行动指南。

　　湖南是中华文明的重要发祥地之一，湖湘文化是中华优秀传统文化的重要组成部分，具有文源深、文脉广、文气足的独特优势。近年来，湖南立足新的文化使命，加强文化强省建设力度，着力推动湖湘文化创造性转化、创新性发展，成为推进中国特色社会主义文化建设、中华民族现代文明建设的生力军。"惟楚有材，于斯为盛"的湖南文化产业享有"文化湘军"的盛誉；湖南中医药列入全国"第一方阵"，可以用"三高""四新"予以概括，即具有高深的渊源、高精的人才、高坚的基础和战略思想新、总体部署新、发展形势新、主攻策略新的特色与优势。加快推进湖湘中医药事业的高质量发展，首先就要以高度的文化自信凝聚湖湘中医药传承创新发展"三高""四新"的新动能。

湖湘中医药文化底蕴深厚，古今名医辈出，名药荟萃。长沙马王堆汉墓出土医书、长沙太守医圣张仲景坐堂行医遗址，可以说是全世界独一无二的、永远光辉璀璨的中医药文化宝藏。因此，进一步坚定湖湘文化自信，不仅要立足中华传统文化视野审视湖湘中医药文化，更要站在建设中华民族现代文明的高度，挖掘好、发挥好湖湘中医药文化的时代价值。

马王堆汉墓出土医书是目前保留和显示我国古代早期医学发展水平的最真实、最直接的证据，具有重要的传统文化思想和珍贵的医学学术价值。作为我国地域中医药文化的典型代表和湖湘中医药文化的宝藏，马王堆医书文化具有跨越时空、超越国界、服务当代的永恒魅力，值得大力传承、弘扬和创新发展。

长期以来，湖湘中医药文化在立足湖南、辐射全国、放眼世界的道路上，先贤后杰前赴后继走出了坚实的"湘军"步伐。近年来，何清湖教授积极倡导湖湘中医文化研究，其团队长期深耕于马王堆汉墓出土医书的挖掘、整理和提炼，坚持追根溯源、与时俱进，形成了一系列具有聚焦性、时代性和影响力的学术成果，充分彰显了坚定文化自信、勇担文化使命的新时代中医人风采。

2024年，正值马王堆汉墓文物出土50周年，何清湖教授及其团队编著、出版《让马王堆医学文化活起来丛书》。伏案读罢，深为振奋，尤感欣慰，这是湖湘中医药传承传播与创新发展的又一力作。慨叹"桐花万里丹山路，雏凤清于老凤声"——丛书分为 10 册，既基于精气神总体阐释马王堆医学文化的核心内涵和独特理念，又围绕食疗、酒疗、足疗、导引术、方剂、经络、房室养生等多方面深研马王堆医书的学术理念与临床方术，不仅做到了"探源中医，不忘本来"，而且坚持了"创新发展，面向未来"。每一个分册既有学术理论的整理和发掘，又有学术脉络的梳理和传承，更有当代转化的创新和发展，呈现出该研究团队多年来对马王堆医学文化的深度挖掘、深入思考、深广实践的丰硕成果，堪称具有深厚的理论积淀、开阔的学术视野、丰富的临床实践的一套兼具科学性、传承性和创新性的学术著作。

我希望并深信，本套丛书必将进一步擦亮"马王堆医学文化"这张古代中医药学的金牌，让马王堆医学文化活起来，展现其历久弥新的生命力，从而赓续湖湘医脉，在传承创新中促进中医人坚定文化自信，推动中医药传承创新发展。

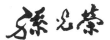

2024 年 5 月 8 日

孙光荣，第二届国医大师，第五届中央保健专家组成员，首届全国中医药杰出奖获得者，中国中医药科学院学部执行委员，北京中医药大学远程教育学院主要创始人、中医药文化研究院院长。

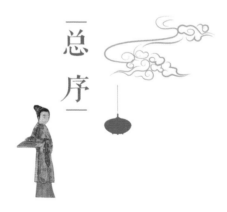

习近平总书记指出，中华文明源远流长、博大精深，是中华民族独特的精神标识，要从传承文化根脉、弘扬民族之魂的高度做好中华文明起源的研究和阐释，让更多文物和文化遗产活起来。这些精辟论述，内涵深刻、思想精深，为研究和发展中华优秀传统文化提供了根本遵循。

1972—1974 年，湖南长沙东郊的马王堆汉墓惊艳了世界。其中出土的医学文献及与中医药相关的文物，为我们揭示和重现了我国古代早期医学发展的真实面貌。它们是最直接、最珍贵的历史、医学和文化价值的体现，堪称湖湘文化乃至中华文明的瑰宝。2024 年是马王堆汉墓文物发掘 50 周年，以此为契机，我和我的团队坚持在习近平文化思想指引下，以发掘、传承、弘扬和转化为主线，对马王堆医学文化进行了重新梳理和深入挖掘，《让马王堆医学文化活起来丛书》由此应运而生。

本丛书共分 10 册，系湖南省社科基金重大项目"湖南中医药强省研究"、湖南省社科基金重大委托项目"马王堆中医药文化当代价值研究"与湖南省中医科研重点项目"健康湖南视域下马王堆医学文化的创造性转化与创新性发展研究"的重要成果。本丛书系统攫取了马王堆医学文化的精粹：从精气神学说到运用方药防病治病，从经络针砭到导引术，从房室养生到胎产生殖健康再到香文化、酒疗、食疗、足疗。每一分册都立足理论基础、学术传承及创新发展三个层面，从不同角度展示马王堆医学文化的博大精深。

其中，精气神学说作为中医学的重要范畴，其理论的阐释和实践的指导对于理解中医养生文化至关重要。因此，《马王堆精气神学说》一书不仅追溯了精气神概念的源流，更结合现代医学的视角，探讨了其在健康管理、生活方式以及心理健康等领域的应用与发展。《马王堆方剂》则试图挖掘马王堆医书《养生方》《杂禁方》《疗射工毒方》《五十二病方》中的方剂学相关内容，这些古老的药方蕴含了丰富的本草知识与医学智慧，为古人防病治病提供了重要支撑，也为后世医学研究提供了宝贵资料。《马王堆经络与针砭》通过剖析马王堆汉墓出土的医书对于经络及针灸砭术的记载，进而讨论分析马王堆医学对于中医经络学说及针灸技术形成发展中的贡献及其在现代的应用与创新发展。《马王堆导引术》聚焦于古代医学家对人体生命和健康的深刻认识。导引术是一种调理人体阴阳平衡、促进气血畅通的运动养生方法，马王堆医学中对于导引术的记载与实践不仅为我们了解古人的养生之道提供了有效途径，同时也为现代人提供了一种古老而有效的健康运动方式。《马王堆房室养生》重点关注性医学领域，系统总结了马王堆医书中关于房室养生的理论知识，为现代性医学研究提供了历史依据和参考。本书不仅传承了古代房室养生文化，更将促进社会对现代性医学的关注与认识。《马王堆胎产生殖健康》一书深入解读了《胎产书》，挖掘了古代胎产生殖健康方面的知识和经验。本书还结合现代生殖医学理论和技术对这一古老记载进行了探讨，以期为现代生殖医学研究和实践提供借鉴和启示。《马王堆香文化》带领读者走进中国古代香文化的瑰丽世界，从香料的使用到香具的制作，从祭祀到医疗，全面展示了秦汉时期楚地用香的特色和文化特质，为香文化研究提供了宝贵的第一手资料。《马王堆酒疗》研究了马王堆医学中酒疗的精髓，将促进酒疗理论在当代的传承发展和守正创新，本书不仅系统阐述了酒疗学说的内涵以及价值，更科普了酒的相关知识，让公众得以更科学地认识酒与健康的关系。《马王堆食疗》和《马王堆足疗》则系统梳理了马王堆系列医书与文物中与食疗、足疗有关的内容，为深刻理解秦汉生活和古代文化观念增添了更加鲜明生动的资料，也为现代药膳食疗和足疗理论与技术的发展提供了重要理论支持和实践借鉴。

总之，在研究古老的马王堆医学文化的过程中，我们发现了无尽的医学与哲学智慧。完全有理由相信，本套丛书的编纂和出版一定能够重新唤起人们对马王堆医书的广泛关注和深刻认识，古老的马王堆医学文化一定能够焕发出新的生机与活力。同时，我们更希望通过对这一古代医学文化开展深入研究，能够为当代医学理论和实践的发展，尤其是为当代人们的健康生活提供更多有益的启示和借鉴。

在建设中华民族现代文明的征途上，我们迎来了一个风正好扬帆的时代。我和我的团队将坚定文化自信，毅然承担起历史赋予的使命，与各界人士携手合作、共同奋斗，在湖湘这片承载着厚重历史的土地上，共同谱写出健康与幸福的华美乐章！

本套丛书在编撰过程中，得到了国医大师孙光荣的指导，以及湖南省中医药文化研究基地、湖南医药学院马王堆医学研究院、互联网（中西协同）健康服务湖南省工程研究中心、湖南教育电视台、湖南博物院、启迪药业集团股份公司、珠海尚古杏林健康产业投资管理有限公司、湖南省岐黄中医学研究院有限公司、湖南东健药业有限公司、谷医堂（湖南）健康科技有限公司、颐而康健康产业集团股份有限公司、湖南健康堂生物技术集团有限公司、柔嘉药业股份有限公司、国药控股湖南有限公司等单位的大力支持，在此一并感谢。

何清湖

2024 年 5 月

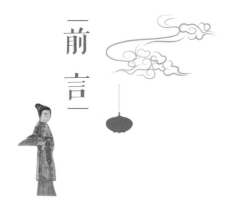

前言

　　养生之道，自古以来，便是人类追求健康长寿的永恒课题。古代先贤认为，养生之法莫如养性，养性之法莫如养精；精充可以化气，气盛可以全神；神全则阴阳平和，脏腑协调，气血畅达。所以聚精、养气、存神为历代"道生""摄生""养性"所追求，为人体养生之根本。《灵枢·本藏篇》："人之血、气、精、神者，所以养生而周于性命者也。"意即人体血、气、精、神相互为用，是奉养形体，维护生命的根本。《古今医统大全》："夫善养者养内，不善养者养外。"养内指的就是调养精、气、神。明代名医李中梓把精、气、神称为"三奇"，并认为聚精、养气、存神为祛病健身、延年益寿之宝。

　　马王堆医书，作为中华医学文化的珍贵遗产，是承载了古代医学智慧的宝藏。据学界研究推测，其成书年代可能早于《黄帝内经》，应在先秦、秦汉之间。这些珍贵的医学典籍，在历经千年的沉寂后再次被发现，为今人重新审视古老而珍贵的医学智慧提供了机会。半个世纪以来，学者们对其展开了广泛而多样化的研究，但主要集中在考证和校勘等方面，研究较为零散。今天，我们站在历史与现实的交汇点上，怀着对马王堆医学智慧的无限好奇和敬意，决心启程，重新系统而深入地探寻马王堆医学养生文化的精神核心——精气神学说。通过这本书，我们不仅希望溯源中华医学精气神学说理论之源头，让马王堆医学养生文化的精华得以传承，更希望融入现代医学界对于精气神理论的理解和运用，为马王堆医学精气神学说在新时代的创造性转化和创新性发展注入新的动力与活力。

本书分为三大篇，共八章，系统地梳理了马王堆医学精气神学说的理论基础、学术传承以及创新发展。首篇"理论基础"主要聚焦于正本而清源。葛晓舒、魏一苇等学者对先秦哲学中的"精""气""神"进行了详细的解读，回溯了中国传统文化中的精气神概念源流，并对马王堆医书中"精""气""神"的相关内容和具体体现进行了深入挖掘、审视与分析，以期为后续对精气神学说的更进一步研究与探索奠定坚实的理论基础。

第二篇"学术传承"重在守正与弘扬。曹淼、陈洪、刘扬、王丹等学者探寻了马王堆医学精气神学说理念在后世医学中的继承与延续之道，通过对《黄帝内经》等经典文献的分析，从后世中医临床实践、养生防病以及中华文化等多个角度展开论述，同时还深入挖掘了精气神学说在现代医学、健康管理、生活方式以及心理健康等领域的后世应用与发展，呈现了这一古老学说在历史长河中的延续与演变，为读者提供了丰富的学术视角和实践参考。

第三篇"创新发展"主要关注转化与创新。陈小平、傅馨莹、叶培汉、马莉苇等学者从多个角度深入探讨了传统精气神学说在当代医学、健康产业和文化领域中的创造性转化与创新性发展，生动展示了马王堆医学精气神学说在现代社会中焕发的崭新活力与重要价值。同时，该篇还关注未来前沿科技与研究领域，通过基因组学、生物技术以及现代心理学等交叉创新，勾勒出精气神学说的新领域和未来前景。最后，从社会认知、生活方式、公共健康政策以及心理服务体系建设等方面还深入探讨了精气神学说的实践与社会影响，展现了其在当代社会中的多重可能性与深远影响，激发着我们对于未来医学与文化发展的思考与探索。

时光荏苒，岁月如梭，转眼间距离马王堆医书挖掘出土已半个世纪。在这个具有特殊意义的历史时刻，本书的编纂不仅是对过去马王堆医书研究辉煌成就的系统回顾，更是对其精气神养生智慧的再次深入挖掘与创新。50 年前，马王堆医书的出土，为先辈们揭开了研究先秦秦汉时期医学的序幕，让后人有幸窥见了古代医家讲求聚精、养气、存神的养生思想宝藏。如今，历史对我们提出了新的要求，我们新时代中医人站在前辈们研究的深厚基础之上，面临着对马王堆精气神养生文化赓续传承与转化创新的双重挑战，我们亟须重新审视和研究以马王堆医学精气神学说为代表的古代医学理论，将传统中医文化转化成为可供现代医学、健康养生和文化创意等领域应用的宝贵资源。

《让马王堆医学文化活起来丛书·马王堆精气神学说》一书作为湖南省哲学社会科学基金基地项目"马王堆医学心理养生思想研究"的阶段性研究成果，既是对马王堆医学这一古老医学宝库的致敬，更是作为新时代中医人对坚持守正与创新中华优秀传统文化的坚定承诺。让我们共同踏上这段穿越时空的探索之旅，与古人对话、与现实对话、与未来对话，让古老的马王堆医学精气神养生文化重新焕发新生机，持续为人民的健康和文化生活服务！

魏一苇　　陈　洪

2024 年 4 月

目录

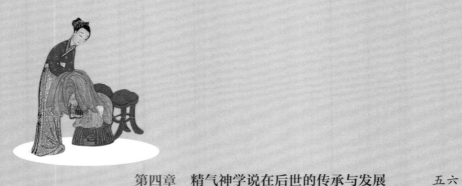

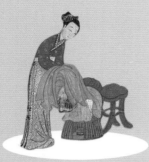

第
一
篇

理论基础

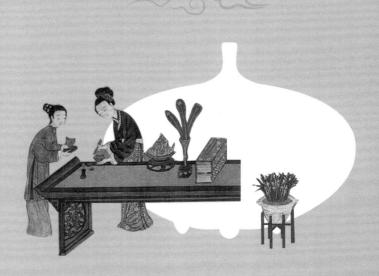

　　古人言："天有三宝：日、月、星；地有三宝：水、火、风；人有三宝：精、气、神。"精、气、神，乃被誉为天、地、人三才之道中人身之三要，昭示了其对人体极为关键的作用。在古代文化中，这三者被视为人体内在的核心要素，直接关系到个体的身心健康和生命活力。因此，"做人要有精气神儿！"的说法成为了中华民族几千年来的共识，强调着精、气、神对于人生道路的引领与支撑。

　　马王堆医学作为形成于先秦秦汉时期的珍贵医学遗产，虽然在当时尚未形成完整的精、气、神系统性理论思想，但其所蕴含的古老医学智慧却无不体现出对于精、气、神的高度重视。这一智慧承载了中华民族对人体生命力和身心健康的深刻理解，为后世精、气、神医学思想的发展奠定了宝贵而坚实的基础。

　　在本篇"理论基础"中，我们将深入探究中医精、气、神的学说理论的起源和发展，从先秦秦汉哲学的角度出发，聚焦马王堆医书中精、气、神观念的体现，探究其在医学理论中的演变和发展。通过对这些源头和历史渊源的探讨，我们将更深入地理解和把握精、气、神在中医学中的地位和作用，为后续对精、气、神学说的研究和应用奠定理论基础。

　　那么，精、气、神的学说理论究竟从何而来？

第一章　先秦秦汉哲学中的精气神

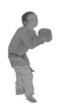

　　当我们追本溯源精、气、神的学说理论时，不可避免地要回溯到古代中国的哲学人文思想。这些思想在先秦秦汉时期开始形成，并逐渐融入到医学理论之中。

　　如果将中华文明比作一条奔流不息的大河，那么其源头肇始于原始的农耕文化这座大山。早在公元前 6000 年左右，中原地区便亮起了农业文明的星火，而到了夏商周时期，中华民族的农业文明格局已然初具雏形。农耕文化成为塑造中华文明的重要元素，它将人们的生存、生产、生活与自然紧密交织在一起。渐渐形成了一种崇敬与尊重自然，将农业生产视作各种因素相互联系、运动的整体的思维模式，并开始尝试基于农耕文化价值观去寻找和回答构成世界的基础元素是什么的问题。人们开始观察和思考自然界中的种种现象，试图找到其中的规律和本质。这种探索不仅推动了农业生产技术的发展，也培育了中国古代哲学、医学等学科的萌芽，促进了中华文明的进一步发展和繁荣。

　　在这片文化沃土的滋养下，精气神的概念便在先秦秦汉时期的哲学大厦中萌发而生。哲学家们开始围绕农耕文化的主题，思考一系列深邃的问题：万物的生命从何而来？世界的本质究竟是什么？我们所生活的宇宙的主宰又是谁？能否找到宇宙运行的规律来引导我们的生产生活？基于这些原始的哲学命题，先秦哲学家们创造出了"精""气""神"这三个概念，试图用其解读宇宙和人生的奥秘，并为它们赋予了更深刻的哲学意涵，构筑了中华文明思想的深邃基石。

第一节　先秦秦汉哲学中的"精"

先秦秦汉时期的精气神概念最早在春秋战国各派思想家那里形成，是各家对宇宙生成、世界构成、万物化生规律的探讨结果。在先秦秦汉哲学的思想长河中，"精"是一个承载着丰富内涵的重要概念。精的概念萌芽最早可追溯至先秦时期的"水地说"。

古人在从事农业生产的过程中，不断地观察着自然界万物的孕育与成长，逐渐发现了自然万物的萌生规律——万物的生命不是凭空产生的，而是由水中，或由土地中而生成，并不断依靠水与土地的滋养和培育而成长与变化。春秋时期庞杂各家之言的《管子·水地》："地者，万物之本原，诸生之根菀也。""水者何也？万物之本原也，诸生之宗室也。"这些记载体现出，先秦古人对于万物的生命究竟从何而来的一种基于农业生产实践的朴素认知，他们将水与土地并列而视为自然界万物生成的生命本原物质。其后，随着古人对水与土地认知的继续深入和"水地"概念的逐步哲学化，古人在"水地"的基础上又引申出了"精"的概念（图1-1-1）。因此，水地孕育万物的观点逐渐演变为"精"为万物之原的理念。可以说，中国传统"精"的概念是古人对于生命的由来以及自然界万物生成本原的最朴素的认识。

这一传统观念既体现了古代农业社会对于生命起源的实证思考，又为后来先秦秦汉哲学家构建关于宇宙、人生的深刻理论奠定了基础。"精"的概念不仅是一种对于自然观察的结果，更成为先秦秦汉哲学思想的萌芽，为后来的哲学体系提供了丰富的思想资源。"精"的概念虽源于"水地说"，但水与地皆是有形的物质，故难以完全用来描述所有宇宙万物的生成本原。因此，先秦秦汉的哲学家们开始尝试从不同的学说角度进一步抽象化"精"的概念。

"精"的概念在文献中的记载，首见于老子《道德经·二十一章》："道之为物，惟恍惟惚。惚兮恍兮，其中有象；恍兮惚兮，其中有物；窈兮冥兮，其中有精。其精甚真，其中有信。"老子在阐述"道"的意涵的时候，用"恍""惚""窈""冥"等词汇来描绘，强调了道的虚空和难以

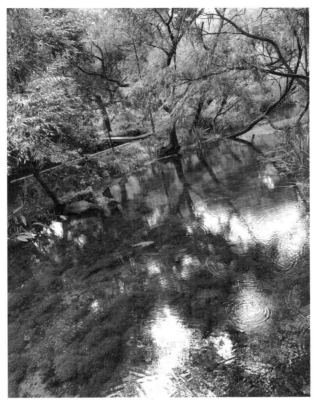

图 1-1-1 精

捉摸的"无"之特性。但又提到了"道"中有"象""物""精",指的是在这虚无的"道"中,依然存在着某种形象和实质的"有"之特性。从"精"这个概念与"象""物"等概念并列而言可看出,老子阐述的"精"的概念中是一种"有"与"无"的统一体,是深邃的"道"包含着的某种具体的、真实的元素,并被认为是"道"的内核。可见,与传统农耕实践基础上形成的"水地"乃至"精"的观念相比,老子对"精"的理解更为抽象和哲学化,但也同时强调了它的物质实在性。这对后来中医学中从人体生命活动的重要物质基础层面去认识"精",但同时又强调"精"概念上的抽象性等思想的形成具有深远影响。

　　在《周易·系辞上》中,也涉及对"精"的论述:"仰以观于天文,俯以察于地理,是故知幽明之故;原始反终,故知死生之说;精气为物,游魂为变,是故知鬼神之情状。"认为通过仰观天文、俯视地理,人们可以深入了解宇宙的奥秘，领悟生命的周而复始，清楚物质和生命的起源。其中"精气"即是物质和生命起源的基础。《周易·系辞下》："男女构精，万物化生。"这一句强调了通过男女之间的结合，"精"得以构建、传承，促成了生命的不断继承和万物的不断生成。这一观点将男女结合与精的构成联系起来，暗示了生殖的过程与精的涵义之间的紧密关联，深刻地体现了古代先秦时期对于生命起源和繁衍的理解，为生命的生成提供了哲学解释。这又对后来中医形成先天之精与后天之精的理论认识提供了重要的哲学基础。中医的先天之精指的是个体生命最初的基本物质，是由父母生殖结合所传承的精气；后天之精则是人体在后天生活过程中通过饮食调补、精神养生等方式所形成的精气。这种区分与先秦时期对于生命起源和精的理解有着一定的关联，为后世医学理论的发展奠定了基础。

此外，《管子》《吕氏春秋》《淮南子》《论衡》等先秦秦汉时期的著作中也有关于"精"的记叙等，把"精"的概念进一步抽象为一种充塞宇宙之中的无形（指肉眼看不见形质）而运动不息的极细微物质，是构成宇宙万物生命的本原。那么人作为万物之一，自然其生命的本原亦是"精"。因此，后世中医基于这种先秦哲学认识，认为广义上的"精"即指人体之"精"，是一种构成机体，维系人体生长发育和生殖的有形精微物质，是人体生命的本原。

总体而言，先秦秦汉时期的"精"概念起源于古人对于农业生产实践的细致观察，经过不断地深化与哲学化，逐渐成为先秦秦汉哲学家和医学家们思考生命本原问题的重要概念。

第二节 先秦秦汉哲学中的"气"

在先秦秦汉哲学的思想中，"气"是另一个重要而深刻的概念。"气"的思想在中国起源很早。这一概念的本源可以追溯到殷商时期，当时的甲骨文中的"气"字由三条长短不一的横线构成，类似于现代汉语中的"三"这个字。然而，这一图形实际上源自古人对于其所生活世界重要组成元素的细致观察和思考。描绘的是地气蒸腾而上，直达天际，云气飘流往来的景象。这三条横线分别象征着天、地、人三才之道，同时表达了

"气"在这三者之间流动沟通的观念。"气"被视为连接天、地和人的桥梁，具有激发天地万物生长和交流互感的能量。

气，最初表示的意义，即指山川中的云气这一类自然现象，是具体实在的物质（图1-1-2）。春秋战国时期道家对"气"的阐述最多，认为道派生出了气，气是精微物质，弥漫整个宇宙时空。许慎《说文解字·气部》："气，云气也，象形。"此字的篆书，就像由下朝上升起的气体的流动之形。段玉裁《说文解字注》："象云起之貌，三之者，列多不过三之意也。""云气"一词，被广泛运用于先秦秦汉时期的著作中，如《管子·水地》有"欲上则凌于云气，欲下则入于深泉"；《庄子·逍遥游》有"绝云气，负青天""乘云气，御飞龙"等；《吕氏春秋·圆道》亦有"云气西行，云云然，冬夏不辍"。

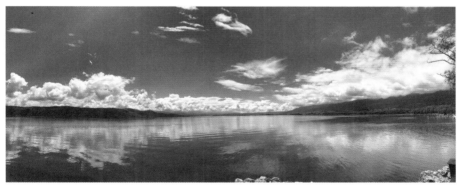

图1-1-2 气

"气"不仅是自然界的现象，也是人自身的生理现象，其中最直接被感觉到的就是人的"呼吸之气"。《庄子·逍遥游》："野马也，尘埃也，生物之以息相吹也。"《玉篇》解释："气，息也。"《说文解字》解释："息，喘也。"说明气与人的心脏、呼吸器官鼻子有关。气与人的呼吸相关，被看作生命的象征。《管子·枢言》："有气则生，无气则死，生者以其气。"意谓人的生命和呼吸密切联系，人的生存必须依赖呼吸、依赖"气"。

可见，中国文化中"气"概念内涵丰富，但无论是云气、雾气、烟气、蒸气、天气、地气、阴阳之气、呼吸之气……都可以被视为天地间弥漫遍布的"气"。

始于自然观察的物质实体的"气"又逐渐抽象为哲学之"气"。在先秦有关"气"的哲学讨论中影响较为深远，且对于中医学"气"概念启发较大的是"元气"。随着人们对宇宙万物本原、本体认识的深化，春秋战国时期思想界出现了一种新的动向：许多理论家既重"气"，也开始讲"元"。如《易传》不仅继承了《管子》的"精气"说，而且开始以"元"的观点解读宇宙万物的本原："大哉乾元，万物资始，乃统天。云行雨施，品物流形。大明终始，六位时成。时乘六龙以御天。乾道变化，各正性命。""至哉坤元，万物资生，乃顺承天。坤厚载物，德合无疆。含弘光大，品物咸亨。牝马地类，行地无疆。"（《易传·彖辞》）这里提出了"乾元""坤元"的概念。所谓"乾元"是万物资始的物质，所谓"坤元"则是万物资生的物质。

《吕氏春秋》以"太一"作为世界的物质本原。如《大乐》篇："音乐之所由来者远矣，生于度量，本于太一。太一出两仪，两仪出阴阳""万物所出，造于太一，化于阴阳。"又："道也者，至精也，不可为形，不可为名，强为之名，谓之太一。"这个"至精"的"道"或"太一"，也就是《管子》所说的"精气"，即精微的原始物质。《吕氏春秋》除了继承道家提出的"万物所出，造于太一，化于阴阳"的观点外，在其《应同》篇："黄帝曰：'芒芒昧昧，因天之威，与元同气。'"开始把具有一定抽象性的"元"与具有一定物质性的"气"联系起来。《吕氏春秋》中的"与元同气"说也就是将"元"与"气"两者合二为一，其中的"元"就是"气"，"气"就是"元"，两者通同。因此，"元气"逐渐成为了天地之始因。

从春秋时期开始，哲学家在探索宇宙本原的问题上，提出"元"和"气"两个概念，为后来汉代"元气论"的真正成形奠定了理论基础。一般而言，中国古代哲学中的"元气"一词包含两层含义：一是原始的"气"，即天地未分之前的浑然之气，凸显了其在原生、基始、本根方面的内涵；二是总体的"气"，即天地之间"气"的总体的称谓，说明"元气"具有包容和统率一切的意义。

中医学对"气"的认识显然受到了先秦秦汉哲学思想的影响。首先，中国古代哲学认为的"气"是构成世界的最基本物质这种观点被引入进中医学领域，就形成了认为人与天地自然中的其他任何事物一样，其生命都是由"气"这种物质构成的。其次，中国古代哲学对"气"的运动特性的探索，又使得中医在此基础上结合对人体生命活动的认识，提出人的生命活动也是由"气"的运动变化而产生的。人体的呼吸吐纳，水谷代谢，营养输布，血液运行，津流濡润，抵御外邪等一切生命活动，无不依赖于气化功能来维持。再次，中医还超越了中国古代哲学的"气"的概念范畴，并基于人的生命现象和医疗实践对人体气的不同层次、结构、功能进行了分类。比如行于脉内具有营养作用的称为营气，行于脉外具有保卫作用的称为卫气，藏于肾内能够促进人体生长和发育的称为元气，由谷气与自然界清气相结合而积聚于胸中的称为宗气，发挥抗邪作用的称为正气，伤人致病的因素称为邪气……此外，还有脏腑之气、经络之气等各种分类，都是中医从不同角度对"气"进行的阐发。

总的来说，"气"的概念在先秦秦汉哲学中贯穿了自然观察、生命体验和哲学思辨的多个层面。从具体的自然现象到抽象的哲学原理，"气"在中国古代思想中成为解答关于世界本质和天地自然规律的重要元素。

第三节　先秦秦汉哲学中的"神"

"神"的概念萌生于原始社会的后期。在新石器时代，人们在劳动生产和采集狩猎中，面对自然现象和周围环境的变幻莫测，满怀疑惑。由于无法解释这些神秘现象，更无力抵御它们的威胁，因而人们只得将一切归因于一个无所不能、无所不在的"神"身上。因此，"神"最初指的是那些人类尚无法理解的自然现象，渐渐引申为各种自然奇观的人格化主宰，即"天神"。

从"神"这个字的字形结构中我们可以看出端倪。"神"字，由"示"和"申"两字组成。"示"上部为"二"，"二"古通"上"字，表示上面的天；下部为三条下垂的直线，指的是"上天垂相"之意。所谓"上天垂相"指的就是自然展示给人的征象，即各种自然现象。右边的"申"字则是会意天空中的闪电之形，古人认为闪电变化莫测，威力无穷，神虽无形无相但可以光电示人（图1-1-3）。许慎《说文解字·示部》

中有"神，天神，引出万物者也。"徐灏注笺："大地生万物，物有主之者曰神。"因此，从字的形意上可知，"神"是指通达明了宇宙自然现象的人，是上天的代表，万物的创造者。在此基础上，"神"被赋予了人格化的特征，成为了人类想象中的超自然的存在。

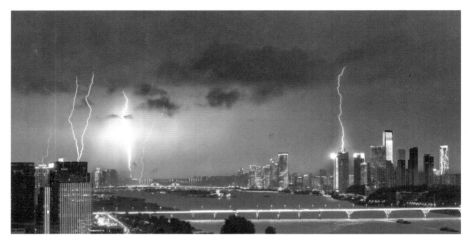

图1-1-3　神

随着人们认知理性的不断发展与提高，对"神"的理解也逐渐变得更加丰富和深刻。人们将掌管天地、人间运行的主宰者的观念从神灵身上转移到了对于客观规律的探索上，因而"神"的概念得以引申出新的内涵。

在《道德经》中，老子曰："天得一以清，地得一以宁，神得一以灵。"这里的"神"就已经不再仅指某种超自然的存在，而是指自然界中蕴含的无形力量，或是宇宙万物之中的内在法则。老子又指出："谷神不死，是谓玄牝。玄牝之门，是谓天地之根。"这里的"谷神"也并非是指一位具体有形的神灵，而是指自然界生生不息、循环往复的生命力量，被视作天地万物之根本。因此，"神"不再是传统意义上的超自然存在，而更多地是指代宇宙万物中的精神力量、法则或奥秘，反映了当时先人对宇宙及人生深刻而超越性的认识与思考。

在周易中，"神"这一概念也被广泛提及。《周易·系辞传》中有"生生之谓易，成象之谓乾，效法之谓坤，极数之来之谓占，通变之谓事，阴阳不测之谓神"。将"神"视为一种超乎阴阳的形而上的存在，其作用不受阴阳变化所限制。《周易·说卦传》中亦有"神也者，妙万物而为言者也"。这一观点强调了"神"作为宇宙中变化之妙的表达，能够表现出万物的精微和变化，使得万物有生化之妙。东晋训诂学家韩康伯的注解进一步解释道："神也者，变化之极，妙万物而为言，不可以形诘者也。"这意味着"神"无法用有形的形象或词语来完全诠释，它是一种超越形态和物质的存在，能够涵盖万物的变化和奥秘。"神"是宇宙变化的极致，包括万物的生成、变化、衰亡等过程，是宇宙运行的根本力量。从这些记载中可以看出，周易认为，自然的变化千姿百态，难以尽数，不可预测，所以用"神"这个字来进行概括，指调控宇宙万事万物发生发展变化的一种内在力量，是宇宙的最高主宰及万物的运行规律，体现了对宇宙奥秘的深刻感悟和超越性的思考。

自周易以后，中华文化中儒、释、道、医等诸家都对"神"进行了探讨，不同思想流派对于"神"的理解角度各有侧重，但都体现了对于宇宙、人生和精神世界的探索与思考。主要包含两个层面的意义：一是从"神"的本义引申出的神仙、鬼神等含义，以及更抽象的道理、规律、法则等哲学意涵；二是将"神"与人体的生命、情志、疾病、养生等进行了结合，将"神"与人的生理和心理状态联系在一起，强调了人体与自然界的密切关系。

在《荀子·天论》中，曾论述道："列星随旋，日月递炤，四时代御，阴阳大化，风雨博施，万物各得其和以生，各得其养以成，不见其事，而见其功，夫是之谓神。"这段文字描绘了天体运行、四季交替、阴阳变化、风雨往来等自然界的运行规律，认为自然万物之间的和谐运转的根本原因即是"神"。此外，《荀子》还提到了"形具而神生，好恶、喜怒、哀乐藏焉"。认为"形"是人可以感知的体态，而"神"则是指人的精神，包括知、虑、情、性等人性的基本特质。东汉时期的范缜在《神灭论》中也进一步阐述了这一观点："形者神之质，神者形之用；是则形称其质，神言其用；形之与神，不得相异。"这说明形与神之间是密切相关的，形是神的基础，而神则是形的运用，二者相辅相成，不可分割。这种观点使得"神"被视作人类生活和健康的重要组成部分，反映了中华文化对于身心健康和人生意义的深刻思考。

先秦秦汉哲学对"神"的认识自然也影响到了中医学中"神"概念

的构建。在中医学中，狭义的"神"，即心所主之神志，是指人的精神、意识、思维活动，由五脏之心所主。这种认识与荀子的人"神"论是相通的。而广义的"神"，则是指整个人体生命活动的外在表现，比如整个人体的形象以及他的面色、眼神、言语、应答、肢体活动姿态等，也就是我们在日常生活中通常所说的"神气儿"。中医四诊中望诊就首重望"神"，从人的言谈举止、应答反应、面部表情观察其"神"的整体状态，从中医诊断的角度上说各种生命表现出"有神儿"即是健康的、正常的。这种认识则可能受到先秦秦汉哲学"神主万物""形神一体"等观念的重要影响。

第四节　先秦秦汉时期诸子百家对精气神学说的探讨

先秦秦汉时期的诸子百家不仅构建了精、气、神的概念意涵，还对精、气、神之间存在的相互关系进行了初步探索，对中医形成系统而全面的精气神理念影响深刻。其中，比较具有代表性的为四大学说：

一、节欲存精说

先秦《管子》最早提出精气学说，《内业》篇说"凡人之生也，天出其精，地出其形，合此以为人。"《管子》所说的"精"，被认为是生命的物质基础和功能。同时，其中还指出"精也者，气之精也"，气是精微物质，精是物质中的精华，聚气则可以成精，即所谓"抟气如神，万物备存"。此外，《管子》中还认识到"精"的形成有自己的规律，是人体生命平安的基础，"精存自生，其外安荣，内脏以为泉源。"并因而提出节欲为存精之道，"爱欲静之，遇乱正之，勿引勿摧，福将自归"。不难看出，《管子》学说的创见在于提出了"精"的概念，并尝试阐明了"精"与"气"之间的关系。不过值得注意的是，《管子》作为一部庞杂各家之说的著作，其中"精"的概念意涵范围广泛，而提出的节欲存精之说则特指"精液"，属于"精"概念的一部分。

二、形动精流说

秦王朝时期吕不韦组织门客所编写的《吕氏春秋》为杂家著作，汇集了当时各家思想之精华，也蕴含了部分医学思想。《吕氏春秋·尽数》坚持养生要重视"动"，所谓"流水不腐，户枢不蠹，动也。形气亦然，形不动则精不流，精不流则气郁"。认为形体要多运动，则"精"保持正常流动，气机也通畅而不病。《吕氏春秋》认为的"精"是物质性的，可以流动的。"气"是功能性的，气郁则百病丛生。"精"与"气"都要运行通畅，郁滞则病，《吕氏春秋·达郁》："肌肤欲其比也，血脉欲其通也，筋骨欲其固也，心志欲其和也，精气欲其行也，若此则病无所居，而恶无由生矣。病之留、恶之生也，精气郁也。"

三、形动神安说

先秦诸子百家中，子华子特别重视养生，对精、神、魂、魄、意、志、智、虑等精神现象进行了深入探讨，是最早提出以智养生、形神结合养生观念的。《四库全书·子部·子华子·北宫意问》记录了他的诸多学术观点："至于智则知所以持矣，知所以持则知所以养矣。荣卫之行无失厥常，六腑化杀（谷）津液布汤（扬），故能久长而不弊。流水之不腐，以其逝故也；户枢之不蠹，以其运故也。"所谓以智养生就是明白持盈之道。养形的要点是荣卫之气运行通畅，水谷精微输布正常，并注意坚持运动养生。养神的要点则是"不以欲乱情""心无累则道载于平矣"，在此基础上，精神恬淡愉悦与气功导引结合，形神兼养，"安平恬愉，吐故纳新，静与阴同闭，动与阳俱开"。

四、静而养神、神静形正说

先秦时期道家老子最早提出虚静之说，《老子·十六章》："致虚极，守静笃。万物并作，吾以观其复。"虚静本是老子体悟宇宙规律的方式，他以虚静之心静观万物的反复之道，并进而提出"见素抱朴，少私寡欲"（《老子·十九章》）的人生观，"清静为天下正"（《老子·四十五章》）的治世观。到庄子的时代，将道家养生学说进一步发展，提出"遁天倍情""安时而处顺，哀乐不能入也"的"悬解"（《庄子·养生主第三》）状态才是养生的最高境界，抛弃人世的情欲，节哀顺变，心中淡泊而无哀无乐。同时，庄子将老子的虚静悟道观之法用在养生之道上，《庄子·大宗师第六》提出"古之真人，其寝不梦，其觉无忧，其食不甘，其息深深"，"不知悦生，不知恶死"，无忧无梦，淡看生死。庄子的形神观则是神静则形正，《庄子·在宥第十一》："无视无听，抱神以静，形将自正。必静必清，无劳女（汝）形，无摇女（汝）精，乃可以长生……女（汝）神将守形，形乃长生。"神静是第一位的，形正是随之而来的。《庄子·天道第十三》："夫虚静恬淡寂漠无为者，天地之平而道德之至。"庄子认为静与动的关系从属于阴与阳的关系，继承了子华子的思想，"静而与阴同德，动而与阳同波"。既然阴阳为天地之道，缺一不可，庄子在虚静养神的基础上也并不排斥养形，《庄子·刻意第十五》中有"吹呴呼吸，吐故纳新，熊经鸟申，为寿而已矣。此导引之士，养形之人，彭祖寿考者所好也"。不过庄子个人更倾向于养神为上，认为"不导引而寿"才是"天地之道"之一。

此外，《管子》在"精""气"的基础上也提出了"神"的概念。《管子·心术》中有"一物能化谓之神""抟气如神，万物各存""去欲则宣，宣则静矣，静则精。精则独立矣，独则明，明则神矣。神者，至贵也"。说明"神"是以精气为物质基础的精神活动，这是对道家养神说的继承，也对中医的精气神学说形成有直接的影响。《吕氏春秋》中已经尝试将精气神学说与疾病、养生联系起来，"病之留，恶之生也，精气郁也"（《吕氏春秋·达郁》）。"圣人察阴阳之宜，辨万物之利以便生，故精神安乎形，而年寿得长焉"（《吕氏春秋·尽数》）。具有初步的形神兼养养生观。

总而言之，精、气、神的概念由来与中国古代哲学密切相关，均源自古人对于生命的由来、世界的本质、宇宙的主宰及其规律的深刻思考。而中医对精、气、神的认识既受到了中国传统人文哲学的滋养和启发，又具体地结合了人的生命现象，还超越了原有的概念范畴，进行了丰富和发展。在中医看来，人的生命起源是"精"，维持生命的动力是"气"，而生命的体现就是"神"的活动。并将中国古代哲学中的精、气、神这三个概念结合在一起，从事物普遍联系的角度去认识三者之间的关系。认为三者可以相互转化、相互补充、相互依赖，精气为神的物质基础，神又为精气功能活动的外在表现，精充气就足，气足神就旺；精亏气就虚，气虚神也就少。中医评定一个人的健康情况，或是疾病的顺逆，都是从精、气、神这三方面考虑的。形成了独具特色的中医文化，体现的正是中医博大精深的哲学智慧。

在了解了精、气、神的概念之后，我们自然就能理解为什么它被古人称为人身之"三宝"了。保养精、气、神，也就自然成了几千年来中医的长生之要方、养生之要义。

那么，作为中国现存最早的医学典籍和养生文化宝库之一——马王堆医学中，又是怎样构建精、气、神学说理论基础的？

第二章　马王堆医书中的精气神

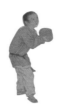

　　马王堆医书是我国现存最早的医学典籍之一，被认为成书时间较《黄帝内经》更早，主要出土于马王堆汉墓三号墓（图１－２－１）。在象征墓主人生前所住起居室的三号墓葬的东椁箱内装有一长方形黑色漆奁，盒中

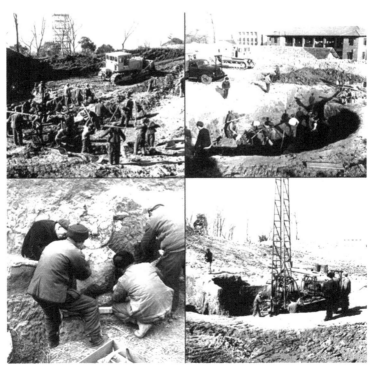

图１－２－１　马王堆三号墓发掘现场

装有大批帛书和两卷医简，共计 15 种（其中《阴阳十一脉灸经》含甲、乙两本，因其内容大致相同，合计为 1 种）。

按照西汉时官修的目录学著作《七略·方技略》将医学方技书分为四大类的分类法，对此 15 种医书的分类如下：

医经类：《足臂十一脉灸经》《阴阳十一脉灸经》甲本和乙本、《脉法》《阴阳脉死候》。

经方类：《五十二病方》《疗射工毒方》。

房中类：《养生方》《杂疗方》《胎产书》《十问》《合阴阳》《天下至道谈》《房内记》。

神仙类：《却谷食气》《导引图》。

虽基本可分为以上四大类，但其中亦有部分医书内容可跨属其他类别，如《五十二病方》《养生方》《杂疗方》中亦有神仙类医书中的养生内容，《养生方》《杂疗方》中也涵盖有除房室养生之外的经方类医书内容等。

综观马王堆汉墓出土的此 15 种医书，其中蕴含的古老医学智慧无不体现出对于人身精、气、神的重视，已经为后世精、气、神医学思想的发展奠定了宝贵而坚实的基础。

第一节　马王堆医书对先秦秦汉精气神学说的继承与创新

马王堆医书中各篇都涉及"气""精""神"这些字眼，但是其中以《十问》对三者的论述最为体系化，其次是《养生方》《却谷食气》《阴阳脉死候》等篇目论述较多。这三个字也经常组合为"神气""精气""精神"等。

马王堆医书从人体生命和疾病认识的角度出发，对先秦哲学中的传统精气神思想进行了继承与创新，主要体现在以下三大方面。

一、形气相葆、玉闭坚精说

马王堆医书继承了先秦形、气、精等学说，指导建立了自己独特的房中术理论。马王堆房中类医书中记载的"精"多指精液，"形"指形体，

"气"则多指阴阳之气、气息或人体气机。《十问》中记载黄帝问曹熬："民何失而死？何得而生？"曹熬回答："侍（待）坡（彼）合气，而微动其形。"阴阳交合，动作微缓，不宜暴急。房事养生"虚者可使充盈，壮者可使久荣，老者可使长生""接阴之道，必心塞葆，刑（形）气相葆"。房事养阴，心宜安守，形体与气机相互促进。而长生之道，关键在于"侦（慎）用玉闭"，玉闭即闭精勿泄。《十问》中又有王子巧父问彭祖："人气何是为精乎？"询问"精"与"气"的关系。彭祖强调不懂"闭下实精"，则"阴精漏泄，百脉宛（菀）废……生气去之"。节制房事，才能守护人体精液，精充盈，则人体气亦充盈，否则气机郁闭，不利长寿。至于"形"与"精"的关系，《十问》中记载容成强调以"食气"炼形，即吐故纳新保养形体，形体还需"以精为充"，精不溢泻，则能充养形体，"故能久长"。

二、治气抟精、积精蓄气说

《十问》中记载黄帝问容成的寿夭之道时，容成强调说："治气之道，出死入生，欢欣咪愙，以此充形，此胃（谓）抟精。治气有精，务在积精，精盈必写（泻），精出必补。""出死入生，欢欣咪愙"即吐故纳新，欢欣地吸纳新鲜空气。按照《说文》的解释，"抟"的意思是"团也"，后引申为集聚的意思。马王堆医书强调以吐纳方式调养气息，调气才能充养形体，而治气还需抟精，积蓄精气，合理补泻精液。这样积精、治气、充形相结合，达到长寿的目的。这是将精气理论与气功导引术相结合，推导出的新的长寿理论。

三、充形寿神说

马王堆医书中也有大量讨论形神关系的内容，兼容并蓄地吸收了先秦各家之学说，同时又独成一家之言，颇有自身特色。《十问》中记载黄帝问容成生死之道，容成认为"魂魄安形"，精神静谧才能形体平安。反过来形体对精神也有充养作用，"将欲寿神，必以奏理息"，想要精神长期旺盛而不衰减，需要调理气息，以吐故纳新为主的导引食气之法，可以充盛形体，从而保证精神的旺盛。这种形神相互依赖的关系是马王堆医书之首创。这比子华子的"形动神安"说在理论上更加前进了一步。

先秦秦汉时期是中国导引术大发展的时代，形神关系的讨论中形神兼养说、虚静养神说先后诞生，而马王堆医书对形神关系说最大的发展是创立形神相互依赖促进说，充分论证养形与养神不是可以分流的两种养生之道，也避免了老庄道家过重养神的偏颇，对《黄帝内经》的形神兼养理论形成有一定的影响。

第二节 马王堆医书中的"精"

一、马王堆医书"精"的内涵

综观马王堆医书，其中对于"精"的论述，主要涵盖以下 5 个方面：

1. 精气

如《十问·黄帝问于容成》中有："故善治气抟精者，以无征为积。"指善于调整呼吸和聚集精气的养生家，都是在没有明显衰弱征兆时就积累锻炼的。这里的"精"指精气。

2. 精液

如《天下至道谈》中有："精赢必舍，精缺必补。"指精液盈满则一定要泄，精液衰少则必须补养。这里的"精"指精液。

3. 精微之物

如《十问·黄帝问于大成》中有："大成之起死食鸟精之道。"记载了大成有治疗阳痿和服食雀卵、雄鸡等鸟类精微物质的方法，这里的"精"指精微之物。

4. 精神

如《十问·王期间秦昭王》中有："食阴以为动强，翕气以为精明。"认为导引阴气可以作为养生健身的动力，吐纳呼吸可以使精神充沛明朗。这里的"精"指精神。

5. 精细

如《五十二病方·诸伤》中有："冶精"，意谓精工研细。这里的"精"指精细。

以上涉及"精"的思想内涵中，除了第5点"精细"是普通字词外，其他"精"的内涵都说明马王堆医书已经形成了初步的"精"学说思想，已关系到人体规律、精微物质、精神现象、养生之道等复杂的内容。

二、马王堆医书中涉及"精"养生思想的代表性原文与解释

《十问》节选一

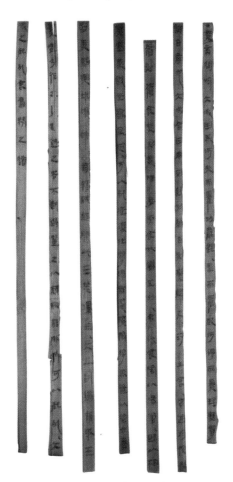

图1-2-2 《十问》节选一

●黄帝問於大成曰[1]："民何失而匿（顔）色鹿（麤）貍（貍）[2]，黑而蒼？民何得而奏（腠）理靡曼[3]，鮮白有

光？"大成合（答）曰："君欲練色鮮白，則察觀尺汙（尺蠖）。尺蠖之食方[4]，通於陰陽，食蒼則蒼，食黃則黃。唯君所食[5]，以變五色。君必食陰以爲當（常）[6]，助以柏實盛良[7]，歙（飲）走獸泉英[8]，可以卻老復壯，曼澤有光。桜（接）陰將眾[9]，鑑（繼）以蜚虫[10]，春齧（爵）員（圓）駘[11]，興坡（彼）鳴雄[12]，鳴雄有精[13]，誠能服此，玉筴（策）復生[14]。大（太）上埶（勢）遇[15]，麗坡（彼）玉竇[16]，盛乃從之，員（圓）駘送之；若不埶（勢）遇，置之以蠶[17]。誠能服此，可以起死[18]。大成之起死食鳥精之道。"

【注释】

〔1〕大成：人名，假托为黄帝时懂得养生之道的人。

〔2〕麗狸：黎民百姓长得又粗又黑。

〔3〕靡曼：美丽。

〔4〕尺蠖之食方：尺蠖在树上吃花叶而形成保护色的规律。

〔5〕唯：因也。

〔6〕食陰以爲常：必须长期服食滋阴之品。

〔7〕柏實：中药名。

〔8〕飲走獸泉英：饮用牛羊乳。

〔9〕接陰將眾：能多次与女子交合而阳强不衰。

〔10〕蜚虫：指鸟。

〔11〕春爵圓駘（dài）：春天的雀卵。

〔12〕興彼鳴雄：作兴食用公鸡之类。

〔13〕精：公鸡睾丸。

〔14〕玉策：男子阴茎。

〔15〕勢遇：指阴茎能够勃起，形成可与女子交合之势。

〔16〕麗彼玉竇：形容两性交合。

〔17〕蠶：以麦粥或麦芽糖服雀卵。

〔18〕可以起死：可以治好阳痿。

【按语】

　　本段是《十问》中的第二问，黄帝问于大成，讨论饮食养生之道。大成详细回答吃什么会皮肤黑粗，吃什么能肌肤光泽曼丽。大成认为要常服食"阴精"，即能够养阴、滋阴的精微食物，如柏树子、牛羊乳等。春季要多吃雀鸟卵，"鸣雄之精"即公鸡睾丸等。饮食保养得当，可以起死。所以最后一句总结这是"大成之起死食鸟精之道"。这里强调了养生长生与服食精微物质有密切关系，可以食"精"养生。

《十问》节选二

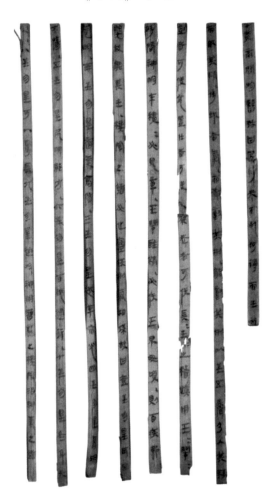

图 1-2-3 《十问》节选二

●黄帝问於曹熬曰[1]："民何失而死？何得而生？"曹【熬合（答）曰】："□□□□□而取其精。侍（待）坡（彼）合氣[2]，而微勤（動）其刑（形）[3]。能勤（動）其刑（形），以至（致）五聲，乃入其精，虚者可使充盈，壯者可使久榮，老者可使長生。長生之稽（稽）[4]，慎用玉閉[5]，玉閉時辟[6]，神明（明）来積。積必見章（彰）[7]，玉閉堅精，必使玉泉毋頃（傾）[8]，則百疾弗嬰[9]，故能長生。椄（接）陰之道，必心塞葆[10]，刑（形）氣相葆。故曰："壹至勿星[11]，耳目蒽（聰）明（明）；再至勿星，音氣高陽（揚）；三至勿星，被（皮）革有光；四至勿星，脊胑不陽（傷）[12]；五至勿星，尻睥（髀）能方[13]；六至勿星，百脈通行；七至勿星，冬（終）身失（无）央（殃）；八至勿星，可以壽長；九至勿星，通於神明（明）。"曹熬之椄（接）陰治神氣之道。

【注释】

〔1〕曹熬：人名，传说中黄帝臣。

〔2〕合氣：指阴阳二气，阴阳交合。

〔3〕微動其形：交合动作当舒缓柔和，不宜暴急。

〔4〕稽：长生之道。

〔5〕慎用玉閉：此句指藏精勿泄以防耗损精液。

〔6〕辟：聚藏之义。

〔7〕章：同"彰"，明显。

〔8〕必使玉泉毋傾：务必不要竭耗津液和精液。

〔9〕百疾弗嬰：各种疾病都不会患上。

〔10〕必心塞葆：交媾之道，必须精神内守。

〔11〕壹至勿星：星，泻。指交媾一个回合而不泻精。

〔12〕脊胑不傷：脊柱和臂肘关节不会损伤。

〔13〕尻髀能方：臀部和两腿周正健壮，肌肉丰满。

【按语】

本段是《十问》中的一篇"黄帝问于曹熬"。该篇最后一句为总结性语句，说明是曹熬的"接阴治神气"之道。"接阴"即是房中术的代称，"治神气"意为房中术的目的是养生、养神气。本段最有价值的是篇中的"玉闭坚精"说，强调房中术理论中积精不泻的重要性。

第三节　马王堆医书中的"气"

一、马王堆医书"气"的内涵

马王堆医书中对于"气"的论述较复杂，主要涵盖以下 7 个方面：

1. 指气息，呼吸之气

如《养生方·老不起方》中有："稍以鼻出气。"这里的"气"指气息。

2. 气象

如《却谷食气》中有："浊阳者，黑四塞，天之乱气也。"解释"浊阳"是天昏地暗的一种天的浊乱气象。这里的"气"指气象。

3. 泛指人体之气

如《养生方·巾》中有："□足者少气，此令人多气。"这里的"气"指人体之气。

4. 元气

如《十问·王子巧父问彭祖》中有："实下闭精，气不漏泄。"描述养生家能充实下焦，阴精闭固，元气不泄漏。这里的"气"指元气。

5. 气机

如《养生方》中有："有气则产，无气则死。"有气机人体就存活，没有气机就死亡。这里的"气"指气机。

6. 矢气，屁

如《阴阳十一脉灸经》："使腹胀，善噫，食欲呕，得后与气则怏然衰，是钜阴脉主治。"大便和放屁之后则腹胀的情况就会快然衰减了。这里的"气"指矢气。

7. 食物或药物的热气

如《五十二病方·蚖》："成粥五斗，出，扬去气，盛以新瓦罋。"指熬好粥后扬去粥上的热气。这里的"气"指热气。

总的来说，马王堆医书中"气"的含义可以分为天文气象、自然现象和人体之"气"三大类，其中涉及人体气息、气机、元气的"气"构成了马王堆医学思想独特的"气"学说，虽然比不上《黄帝内经》中气学说那么体系化，具有完整自洽的内涵，但是也体现了马王堆医书对先秦气学说的整理，并尝试用气学说来指导医学思想。

二、马王堆医书中涉及"气"养生思想的代表性原文与解释

《养生方》节选一

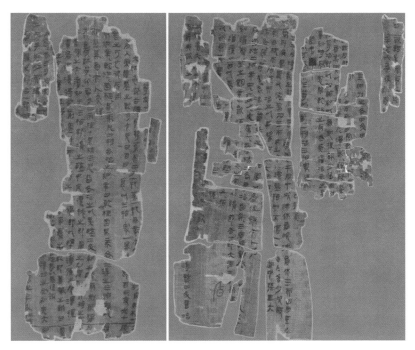

图1-2-4 《养生方》节选一

【除中益氣】[1]：□□兹肉肥□□□膏者[2]，皆陰乾，冶，以三指最（撮）一□

【注释】

〔1〕除中益氣：治中、益气。

〔2〕茲：母牛或乳猪。

【一】曰：取細辛、乾梮（薑）、菌桂、烏豙（喙），凡四物，各冶之。細辛四，乾梮（薑）、菌（桂）、烏豙（喙）各二，并之，三指最（撮）以爲後飯，益氣，有（又）令人免澤。

【一】曰：取白苻、紅苻、伏靁各二兩[1]，梮（薑）十果（顆），桂三尺，皆各冶之，以美監（醯）二斗和之。即取刑馬膌肉十□[2]，善脯之，令薄如手三指，即漬之醯中，反覆挑之，即屚（漏）之；巳（已）屚（漏），□而楊（煬）之，□□□□濆（沸），有（又）復漬楊（煬）如前，盡汁而巳（已）。楊（煬）之□脩，即以椎（椎）薄段之[3]，令澤，復楊（煬）□□□之，令□澤，復楊（煬）□□□□□□□□□□以善桼（漆）鬠之[4]，乾，即善臧（藏）之。朝日晝□夕食食各三寸[5]，皆先□□□□□□□□□□□。□□□各冶等，以爲後飯。

【注释】

〔1〕白苻、紅苻：五色符中的白符、赤符。白石脂和赤石脂。

〔2〕膌肉：背脊两侧的肌肉。

〔3〕以椎薄段之：用椎子把修捶成薄片。

〔4〕漆：生漆，上品药。漆树汁涂抹肉条，具有一定防腐作用。

〔5〕朝日晝□夕食食各三寸：每日三餐前各服所制肉脯三寸。

【按语】

这几段文字是选自马王堆医书《养生方》里的"除中益气"方。"除中"与现代中医概念不同，是除去体内邪气，理中、益中的意思。书中列举了一系列补中益气的方法，有食疗方，有药物方。可见马王堆医书的时代已经十分注意健运脾胃、加强营养，积累了各种益气的方子。食疗方中肉脯用得比较多，有牛肉、猪肉、马肉、狗肉、雀肉、蜗牛肉等。补中益

气的药物主要有干姜、细辛、肉桂、乌头、赤石脂、白石脂、茯苓等。都
具有温中补虚、健脾益气的作用。

《养生方》 节选二

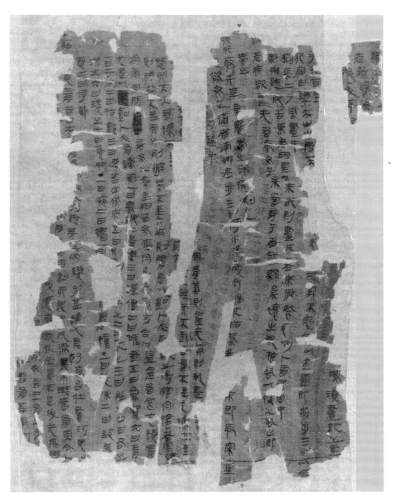

图1-2-5 《养生方》节选二

　　□[1]：□□□□天下□□□□□□□□□□□宗，有氣
則產[2]，無氣則死，是□□□□□□。怒而不大者[3]，據
（膚）不至也[4]；大【而不堅者】，筋不至也；堅而不熱
者，氣不至也。據（膚）不至【而用】[5]則腄（垂）[6]，

筋不至而用则避，氣不至而用则隋（惰），是以聖人必参（三）致之。

【注释】

〔1〕□：标题已佚，内容应为房中术。

〔2〕產：生也。

〔3〕怒：阴茎勃起。

〔4〕膚：肌肤。

〔5〕用：性交。

〔6〕垂：下垂，衰萎也。

【按语】

这段话出自《养生方》，主要讨论房中术养生时"气"的重要性。"有气则生，无气则死"。气足才能精气充盈，筋脉阳刚。

《十问》节选三

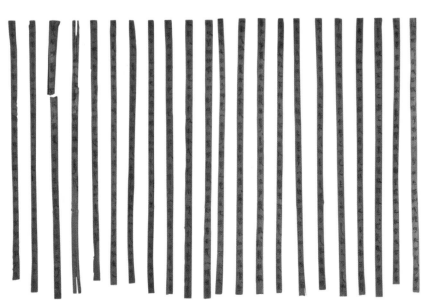

图1-2-6 《十问》节选三

●黄帝問於容成曰[1]："民始蒲淳溜刑[2]，何得而生？溜刑成膣（體），何失而死？何史（猶）之人也[3]，有恶有好，有夭有壽。欲闻民氣贏屈施（弛）張之故[4]。容成合（答）曰："君若欲壽，則順察天地之道。天氣月盡月盈，故能長生。地氣歲有寒暑，險易（易）相取[5]，故地久而不腐。君必察天地之請（情）而行之以身。有徵可智（知），閒雖聖人[6]，非其所能，唯道者智（知）之。"天地之至精，生於无徵，長於无刑（形），成於无膿（體），得者壽長，失者夭死。故善治氣槫（摶）精者[7]，以无徵爲積，精神泉益（溢），翕甘潞（露）以爲積[8]，歙（飲）摇（瑶）泉靈尊以爲經[9]，去惡好俗[10]，神乃溜刑。翕氣之道，必致之末[11]，精生而不厥[12]。尚（上）下皆精，塞（寒）温安生？息必探（深）而久，新氣易（易）守。宿氣爲老，新氣爲壽。善治氣者，使宿氣夜散，新氣朝冣（最）[13]，以勞（徹）九徹（竅）[14]，而實六府。食氣有禁，春辟（避）濁陽，夏辟（避）湯風[15]，秋辟（避）霜溍（霧），冬辟（避）凌陰，必去四咎[16]，乃探（深）息以爲壽[17]。朝息之志[18]，亓（其）出也滑（務）合於天，亓（其）入也楼（揆）坡（彼）閨誦[19]，如臧（藏）於淵，則陳氣日盡而新氣日盈，則刑（形）有云光[20]。以精爲充，故能久長。盡（晝）息之志，虖（呼）吸祕（必）微，耳目蒽（聰）明（明），陰陰蓼氣[21]，中不薈（潰）腐[22]，故身无苛（疴）央（殃）。莫（暮）息之志[23]，深息長徐，使耳勿聞，且以安孅（寢）。云（魂）柏（魄）安刑（形）[24]，故能長生。夜半之息也，覺悟（寤）毋變侵（寢）刑（形），探（深）余（徐）去執（勢）[25]，六府皆發，以長爲極[26]。將欲壽神[27]，必以奏（腠）理息。治氣之精，出死入生[28]，驪欣咪縠[29]，以此充刑（形），此胃（謂）槫（摶）精。治氣有經，務在積精，精盈必寫（瀉），精出必補。補寫（瀉）之時，於卧爲之。酒食五味，以志治氣[30]。目明耳葱（聰），被（皮）革有光，百脈充盈，陰乃□生〔31〕，繇使則可以久立〔32〕，可以遠行，故能壽長。

【注释】

〔1〕简首黑点原脱。容成：人名，传说为黄帝时史官，古代房中家之一。

〔2〕蒲淳溜刑：敷布阳和之气而演化成健康的形体。

〔3〕猶：原释文作"曳"，今按《长沙马王堆汉墓简帛集成》作"猶"，均也，同也。

〔4〕羸屈弛張之故：要了解庶民百姓体力的盈虚与劳逸的情况。

〔5〕險易相取：此言地势有高有低，乃能相辅相成。

〔6〕閒雖聖人：现今即使是圣人。

〔7〕故善治氣搏精者：所以擅长行呼吸吐纳气功导引之事、凝聚精气的人。

〔8〕翕甘露：吸饮甘露。

〔9〕飲瑤泉靈尊以爲經：把饮用上等泉水、美酒当作经常的事情。

〔10〕去惡好俗：去恶好善，培养好的习惯。

〔11〕末：四肢或外阴部位。

〔12〕厥：短缺。

〔13〕最：聚积。

〔14〕以徹九竅：使九窍通畅。

〔15〕湯風：热风。

〔16〕四咎：指浊阳、汤风、霜雾、凌阴，四者皆可致病灾。

〔17〕深息以爲壽：经常做深呼吸可以健康长寿。

〔18〕朝息之至：早晨进行呼吸吐纳的原则和方法。

〔19〕揆彼闉誦：衡量吸气的标准是以肺部充满为度。

〔20〕形有云光：形体润泽有光。

〔21〕陰陰摯氣：胸中充满喜气。

〔22〕中不潰腐：荟，潰。内脏不会发生溃疡腐烂之病。

〔23〕暮息之志：晚上行吸吸吐纳的原则和方法。

〔24〕魂魄安形：云柏，魂魄。此句指精神安于形体。

〔25〕深徐去勢：呼吸要深而徐缓，不要急暴用力。

〔26〕以長爲極：呼吸以深长为标准。

〔27〕將欲壽神：想要使精神长期旺盛而不衰减。

〔28〕出生入死：吐故纳新。

〔29〕驩欣咪㲉：指轻松愉快地吸收新鲜空气。

〔30〕以志治氣：认为酒食五味可以资助治气。

〔31〕陰乃□生："乃"后疑脱一"得"字或"复"字。

〔32〕繇使則可以久立：可使善于治气的人久立，远行和长寿。

【按语】

本段是《十问》中黄帝与容成的问答，容成相传是黄帝的大臣，发明了历法，懂得房中术。文中阐述了"气"的重要性，善于治气才能长生。吸气、食气，讲究吐故纳新，呼吸四季洁净之气，避免四时污浊不正之气。房中术中要注意"治气抟精"，调节气息，团聚精气，不随意妄泻。本段虽讲"治气"为主，但是也融入了"抟精""积精"等理念。说明马王堆养生之道认为，调节人体气机对长寿至关重要，"治气"不仅包括气息调节、呼吸吐纳、饮食调养，也包括房中术中气息疏导、积精不泻等要点。

《十问》节选四

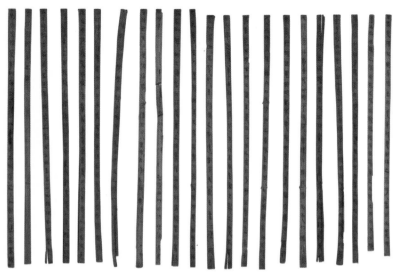

图 1 - 2 - 7 《十问》节选四

●王子巧父問於彭祖曰[1]："人氣何是爲精庿（乎）?"彭祖合（答）曰："人氣莫如竣（朘）精[2]。"竣（朘）氣宛（菀）閉[3]，百脈生疾；竣（朘）氣不成，不能繁生，故壽盡在竣（朘）[4]。竣（朘）之葆愛[5]，兼予成坒（佐）[6]，是故道者發明（明）唾（垂）手循辟（臂）[7]，靡（摩）腹從陰從陽[8]。必先吐陳，乃翕竣（朘）氣[9]，與竣（朘）通息，與竣（朘）歙（飲）食[10]，歙（飲）食完竣（朘），如養赤子。赤子驕悍數起[11]，慎勿出入[12]，以脩美浬[13]，秸白內成[14]，何病之有？坡（彼）生有央（殃），必亓（其）陰精屝（漏）泄，百脈宛（菀）廢，喜怒不時，不明（明）大道，生氣去之。俗人芒生[15]，乃恃（恃）巫醫，行年黍十[16]，刑（形）必夭貍（埋）[17]，頌事白殺[18]，亦傷（傷）悲戈（哉）。死生安在，觷（徹）士製（制）之[19]，實下閉精[20]，氣不屝（漏）泄。心製（制）死生[21]，孰爲之敗？慎守勿失，長生纍迣（世）[22]。纍迣（世）安樂長壽，長壽生於蓄積。坡（彼）生之多[23]，尚（上）察於天，下播於地[24]，能者必神[25]，故能刑（形）解[26]。明（明）大道者，亓（其）行陵雲，上自麋搖[27]，水溜（流）能遠，蠭（龍）登能高[28]，疾不力倦，□□□□□□巫成招□□□死[29]。巫成招以四時爲輔，天地爲經[30]，巫成招與陰陽皆生。陰陽不死，巫成招興（與）相視[31]，有道之士亦如此。

【注释】

〔1〕王子巧父問於彭祖曰：王子乔向彭祖问。

〔2〕朘精：男生殖器能蓄养精液。

〔3〕朘氣菀閉：指男子精道闭塞不通。

〔4〕故壽盡在朘：要想尽终天年关键在于保养阴精。

〔5〕葆愛：保养和爱护。

〔6〕兼予成佐：兼之加以辅佐。

〔7〕道者發明垂手循臂：善于养生的人发明气功导引动作。

〔8〕摩腹從陰從陽：按摩腹部以导气运行而顺从阴阳。

〔9〕乃翕朘氣：收敛精气。

〔10〕與朘飲食：口吞津液或预服补养药以补阴壮阳。

〔11〕赤子驕悍數起：阴茎多次勃起。

〔12〕慎勿出入：房事要慎重，不可随意交合。

〔13〕以脩美浬：研究高妙的养生道理。

〔14〕軛白内成：人体正气固附而内脏功能健全。

〔15〕俗人芒生：一般人蒙昧而不懂保健知识。

〔16〕桼十：七十。

〔17〕形必夭埋：不善养生者，刚满七十岁就头倾视深，弯腰佗背，形体很不雅观。

〔18〕頌事白殺：诉说其疾病之痛苦，感到无可奈何，因而自杀。

〔19〕徹士制之：通晓养生之道的人节制房室生活。

〔20〕實下閉精：实其下而闭其精，也就是巩固精关之意。

〔21〕心制死生：充分发挥人的主观能动性以控制疾病生死和寿命长短。

〔22〕纍世：喻时间久长。

〔23〕多：即久。

〔24〕播：施行。

〔25〕能者必神：善于养生者必能推广长寿的方法。

〔26〕形解：即尸解，言将登仙，假托为尸以解化也。

〔27〕上自麋搖：向上能到达仙境。

〔28〕龍登能高：言龙能入云霄而登高。

〔29〕巫成招：务成昭，传说为舜之师。

〔30〕天地爲經：以天地为法度。

〔31〕巫成招與相視：阴阳不死而务成昭可与阴阳相比。

【按语】

本段是《十问》中王子巧父与彭祖的问答。王子巧，即王子乔，传说中周灵王太子，被浮丘公度化，化鹤成仙。王子乔和彭祖都是秦汉人心目中长寿、长生之人的典型代表。这段强调"气"在养生中的重要性，阴精泄露，百脉不通，喜怒不时，不明大道的话，就会"生气去之"，人体的"气"不能得到保养，就会影响寿命。善于养"气"的人，能登高行远，不易疲乏。还可以导引按摩，畅通体内气机。通过饮食和房事保养好精气。

第四节　马王堆医书中的"神"

一、马王堆医书中"神"的内涵

马王堆医书中对于"神"的论述，主要体现在以下3个方面：

1. 精神

如《十问·黄帝问于曹熬》中有："玉闭时避，神明来积。"认为守精闭藏，避免泄精，精神就会积累旺盛。这里的"精"指精神。

2. 养生的最高境界

如《十问·王子巧父问彭祖》中有："上察于天，下播于地，能者必神，故能形解。"指出上察天象，下晓地理，善于养生的人就定会达到神明的境界，因而精神超脱肉体达到形解状态。这里的"精"指养生的最高境界。

3. 指自然规律

如《十问·黄帝问天师》中有："食阴凝阳，稽于神明。"指食气养阴从而扶助阳气，就能合乎自然规律。这里的"精"指自然规律。

由此可见，马王堆医书中的"神"，字词含义非常抽象，与医学思想、养生学说密切相关。明显受到先秦道家学说影响，但也有自己的一定创新。

二、马王堆医书中涉及"神"养生思想的代表性原文与解释

《十问》节选五

●黄帝问於天師曰[1]："萬勿（物）何得而行？草木何得而長？日月何得而明（明）？"天師曰："璽（爾）察天

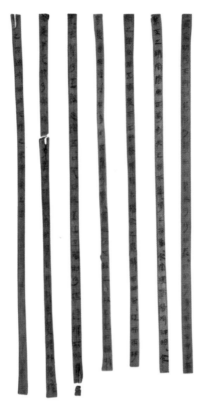

图 1-2-8 《十问》节选五

（地）之請（情）[2]，陰陽爲正[3]，萬勿（物）失之而不齹（繼），得之而羸。食陰模陽[4]，稽（稽）於神明（明）[5]。食陰之道，虛而五臧（藏）[6]，廣而三咎[7]，若弗能出[8]。握食之貴，靜而神風[9]，距而兩梖[10]，參築而毋遂[11]，神風乃生，五聲乃對[12]。翕毋過五[13]，致之口，枚之心[14]，四輔所貴[15]，玄尊乃至[16]。歙（飲）毋過五，口必甘昧（味），至之五臧（藏），刑（形）乃極退[17]。攓而肌膚[18]，及夫趹（髮）末，毛脈乃遂[19]，陰水乃至[20]，淺坡（彼）陽沸[21]，堅塞不死[22]，歙（飲）食賓膿（體）[23]。此胃（謂）復奇之方[24]，通於神明（明）[25]。"天師之食神氣之道。

【注释】

〔1〕天師：对医学有研究的人。

〔2〕爾察天（地）之情：请你考察天地阴阳发展变化情况。

〔3〕陰陽爲正：以阴阳为准则。

〔4〕食陰槾陽：服食滋阴之品以养阴扶阳。

〔5〕稽於神明：到达神明的境界。

〔6〕五藏：五脏。

〔7〕三咎：三焦。

〔8〕若弗能出：所食之气全保持在体内。

〔9〕樫食之貴，静而神風：此指在房事之前，应当保持镇静，务使精气旺盛。

〔10〕距而兩栤：男方精气旺盛，则交媾之时方能与女方抗衡而能持久。

〔11〕参築而毋遂：交合时多次抽送而不泻精。

〔12〕五聲：女子在交合时所发出的五种呼吸声或叹息声。

〔13〕翕毋過五：行深呼吸而不超过五次，使之合乎天地之中数。

〔14〕枚之心：吸气入内脏。

〔15〕四輔：四肢。

〔16〕玄尊：借指口中津液。

〔17〕形乃極退：立即停止一切活动静守之。

〔18〕搏而肌膚：精气迫行而外充于皮肤。

〔19〕毛脈乃遂：周身微细之脉都很通畅。

〔20〕陰水：精液或阴液。

〔21〕淺彼陽烸：阴茎勃起。

〔22〕堅塞不死：阳强不痿。

〔23〕飲食賓體：饮食调和适体。

〔24〕復奇之方：补偿精气亏损的方法。

〔25〕通於神明：排除忧、怒、惊、恐，做到虚静自守。

【按语】

本段文字是马王堆医书房中术专著《十问》中的第一篇，最后一句点题，说明是天师的"食神气"之道。"食神气"是指食气养神，古代认为房中术也是养"神气"的方法。文中从阐述阴阳之道是天地的基本规律开始，推论出男女阴阳之道的重要性，房中术是重要的养生之道。文中提到食阴扶阳，才能"稽于神明"，达到神明的境界。

第五节　马王堆医书中精气神的关系

先秦时期以老庄、管子等论述精气神之间关系最多，综观马王堆医书，在继承传统哲学思想的基础上，结合医学本身的特点进行了独到的阐发。特别是在《十问》中，通过十个问答，从不同层面讨论了养生的要领，尤其强调饮食养阴、导引呼吸和房事养生的重要性，以治气、积精、全神为核心构建了自己独特的精气神养生理念。

一、气宜养、精重积、神贵静的养生思想

在马王堆医书中，养生首先要重视养气，《养生方》中有专门的"除中益气"方，"除中"就是治中、益中的意思，除中益气说强调通过饮食和药物的服用来增补气，使气血旺盛。常用的药物有干姜、菌桂、乌头、白术、茯苓、冬葵子、萆薢、泽泻、松脂、天冬等，常与肥牛肉、鸟卵、马肉等共同烹煮，起到补中益气、健脾化湿、温中健胃、延年益寿的作用。气不仅要补，气血的通畅也至关重要。《十问》中大禹问师癸时，师癸就说"血气宜行而不行，此谓款殃"。如果血气不通畅了，就称为"款殃"这种阻塞不通的病。所以，强调躯体运动来畅达气血精气。运动最主要的是导引术，就是马王堆医书常提到的"食气"，不是服食气体，而是通过"翕气"类的呼吸调节来达到畅达气机的作用。吸收了天地的精华之气，才能寿长。

马王堆医书重视养阴，最重要的就是保护好阴精。因此，对男子如何"积精""藏精""闭精""坚精"论述较多。《十问》中王子巧父问彭祖如何保养好"人气"而长生之道，彭祖答曰："人气莫如朘精。""朘"是赤子阴也，在马王堆医书中常表示男子外生殖器，"朘气菀闭，百脉生疾"，精气不畅则生百病，保护好朘精、朘气才能长寿，"实下闭精，气不

漏泄"为男子养生之要。"审操玉闭，神明将至。凡治彼身，务在积精。"（《天下至道谈》）只有节制泄精，才能精力充沛。因此，在当时一夫多妻制的背景下，节欲积精的养生之道至关重要。

马王堆医书的"神"多与精神有关，受老庄道家思想影响较深，强调神的清静，身心和谐。《十问》黄帝问天师中，天师说"食之贵静而神风（丰）"，是说食气养阴时要安静，主要指房事前要心神安定，藏精不泄，神气才能丰盛。"神和内得，魂魄皇皇"（《十问·王期见秦昭王》），精神和谐旺盛，身心魂魄才能充沛旺盛。

二、治气可以抟精

《十问·黄帝问于容成》："故善治气抟精者，以无征为积，精神泉溢，翕甘露以为积，饮瑶泉灵尊以为经，去恶好俗，神乃流行。"就是说善于导引理气、聚集阴精的人，在无病之时就开始积累，精神旺盛如泉水不断外溢一样，经常服食甘露和美酒，摒除不良习性，维持好的习惯，神气就能充沛。导引生精也有一些重要原则，如"翕气之道，必致之末，精生而不厥，上下皆精，寒温安生?"（《十问·黄帝问于容成》）吸气的时候气息一定要到达四肢末端，精气要让它生生不息，身体上下都布满精气，寒温等致病邪气自然不会侵袭。"以精为充，故能久长"，精气充足，人才能长寿。

三、食气可以神丰

马王堆医书将导引术有时称为"治气"，有时称为"食气"，"食气"还包括导引的同时注意服食富有营养的食物或药物，因此称为"食气"。因此精的补泻还和睡前饮食联系在一起，"补泻之时，于卧为之，酒食五味，以志治气。"（《十问·黄帝问容成》）睡觉前可以适当饮酒，服用五味食物，并练习导引术，用意念调整呼吸来治。天师说"食之贵静而神丰"，就是强调房事前导引调气，安定神志，虚静自守，"叁筑而毋遂，神丰乃生"，三次不泄精，就可以达到神气丰满的目的。

四、藏精则神旺

藏精不泄是历代房中术的重要保养方法，马王堆医书也强调"积精"

"玉闭"这样的藏精之道，"玉闭时避，神明来积。积必见彰，玉闭坚精"（《十问·黄帝问曹熬》），避免泄精，精神才能积累，积精久则精神明显增强。但是马王堆医书并不是一味强调闭精不泄，而是注重"精"的疏泄有度，即"精盈必泻，精出必补"。

马王堆医书的精气神思想以《十问》为代表，已经出现体系化的倾向。虽然没有《黄帝内经》的精气神理论完善，但是相比《管子》《吕氏春秋》的思想已经体系化，逻辑严密，切实可用，行之有效。因此，是难得的研究战国秦汉精气神理论的珍贵资料。

第
二
篇

学术传承

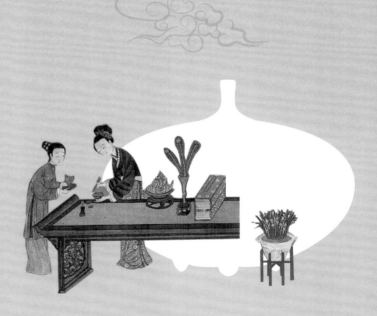

在中医历史的长河中，马王堆医学犹如一座悠久而宏伟的灯塔，承载着先民的古老智慧，它不仅为我们提供了宝贵的医学知识，更是中华文明宝库中的瑰宝。精气神学说，作为马王堆医学文献中的核心理念，历经两千年的传承与发展，其深刻的医学思想和丰富的实践经验，对后世中医学的发展产生了深远的影响。

本篇"学术传承"，是一道承载着历史沉淀和未来探索的桥梁。旨在探索马王堆医学精气神学说如何在历史的洪流中得以保存、发展，并在现代科学和健康管理领域继续发挥其独特的价值。这段医学传承的旅程，汇聚了无数医学先贤的智慧和心血。从经典文献《黄帝内经》的系统提炼到后世中医临床实践的广泛应用，从养生防病的传统智慧到现代科学与健康管理的全新解码和诠释，精气神学说不断被赋予新的内涵和活力。

中医精气神学说不仅涵盖了对人体生理、心理和精神活动的全面认识，还包含了对健康和疾病的深刻理解。在临床实践中，精气神学说指导着医家进行疾病的诊断和治疗，强调了调和人体精气神的重要性。在养生防病方面，这一学说更是提供了丰富的方法和策略。随着科学技术的进步和健康理念的更新，精气神学说还与现代科学相互融合，为心理健康、身心平衡以及健康管理提供了新的视角。

马王堆医学精气神学说智慧，经过漫长的两千年岁月仍然熠熠生辉。我们将横跨历史的长河，深刻体悟中医精气神文化传承的价值和意义，从中汲取智慧，使其能为当代医学发展和健康事业的进步提供有益启示。

第三章 《黄帝内经》中的精气神学说

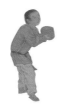

《黄帝内经》是我国现存的一部最全面地总结秦汉以前医学成就的医学著作。它是伪托黄帝与其臣子岐伯、雷公、鬼臾区等论医之书。

关于《黄帝内经》的成书年代，历代学者意见分歧较大，至今尚无一致的结论。从书的内容、体例、遣文用语上看，并非出于一人一时，而是汇集前后不同时期的医学篇章而成的。《黄帝内经》约产生于战国时期，后经秦汉医学家的整理、综合、补充、修改，使其内容逐渐丰富。书名首见于《汉书·艺文志》，说明此书最后成书于西汉时代。从《黄帝内经》的体例形式和体系内容来看，其成书时间应晚于马王堆医书。

从学术传承和发展的角度，可以看到，《黄帝内经》中有关精气神的论述，较马王堆医学精气神学说理念，更显理论化和体系化。

第一节 《黄帝内经》中的"精"

《黄帝内经》的作者在吸收了以马王堆医学为代表的早期医书对于"精"的认识的基础上，更加全面地发展了中医"精"学说。马王堆医学虽然提到了人体"精"的概念，但其理论体系相对较为初级和简单，未能对"精"的本质、作用等进行深入的探讨。而《黄帝内经》作为中国古代医学的经典之作，在继承了马王堆医学的基础上，对"精"的概念进行了更为系统和全面的阐述。

《黄帝内经》中进一步明确了"精"是构成人体的基本物质，人的一切功能活动都是以"精"作为物质基础的。在《素问·金匮真言论》中指出："夫精者，身之本也。"这表明了"精"对于人体的重要性。在《素问·厥论》中也提到："岐伯曰：前阴者，宗筋之所聚，太阴阳明之所合也。春夏则阳气多而阴气少，秋冬则阴气盛而阳气衰。此人者质壮，以秋冬夺于所用，下气上争不能复，精气溢下，邪气因从之而上也。气因于中，阳气衰，不能渗营其经络，阳气日损，阴气独在，故手足为之寒也。"这段描述揭示了"精"在人体生命活动中的关键作用。人虽质壮，但在秋冬之时由于受阴气的影响，精气容易溢出，导致体能衰减。在形态上，"精"一般呈液态贮藏于脏腑之中或流动于脏腑之间。《灵枢·本神》："是故五脏者，主藏精。"说明了"精"在五脏中的重要性。《素问·经脉别论》："食气入胃，散精于肝。"说明了"精"的来源与分布。总的来说，《黄帝内经》认为"精"是由禀受于父母的先天生命物质与后天水谷精微相融合而形成的一种精华物质，是人体生命的本原，是构成人体和维持人体生命活动的最基本物质。

先后二天之精气，虽然来源有异，但又密切相关，相辅相成，同归于肾，促进人体的生长、发育和生殖功能的逐步成熟。《素问·六节脏象论》："肾者，主蛰封藏之本，精之处也。其华在发，其充在骨。"认为肾所藏的"精"为元精。肾主管全身的"精"，五脏之"精"皆归藏于肾。生发的"精"、生成骨的"精"亦与元精密切相关。《素问·生气通天论》中记载"岐伯曰：阴者藏精而起亟也；阳者，卫外而为固也。""凡阴阳之要，阳密乃固，两者不和，若春无秋，若冬无夏，因而和之，是为圣度。故阳强不能密，阴气乃绝。阴平阳秘精神乃治，阴阳离决，精气乃绝。""亟"，《类经》《太素》作为"极"，即所谓栋梁，有支撑、承载之意涵。阴，五脏藏精在内作主持、承载之用；阳，六腑卫护于外作巩固之用。这里的"精"是组成脏的基本物质以及脏所藏的精微物质。同时，"精"又包含阴精和阳精，阴精治于内，阳精固密于外，精与神得以和治，生命活动得以发生、发展。

《黄帝内经》中还首次提出了天癸的概念，认为天癸为主生长、发育之"精"。《素问·上古天真论》中记载："岐伯曰：女子七岁，肾气盛，齿更发长，二七而天癸至，任脉通，太冲脉盛，月事以时下，故有子。三七肾气平均，故真牙生而长极。四七筋骨坚，发长极，身体盛壮。五七阳明脉衰，面始焦，发始堕。六七三阳脉衰于上，面皆焦，发始白。七七任脉虚，太冲脉衰少，天癸竭，地道不通，故形坏而无子也。丈夫八岁肾气实，发长齿更。二八肾气盛，天癸至，精气溢泻，阴阳和，故能有子。三八肾气平均，筋骨劲强，故真牙生而长极。四八筋骨隆盛，肌肉满壮。五八肾气衰，发堕齿槁。六八阳气衰竭于上，面焦，发鬓颁白。七八肝气衰，筋不能动，天癸竭，精少，肾脏衰，形体皆极。八八则齿发去。肾者主水，受五脏六腑之精而藏之，故五脏盛，乃能泻。今五脏皆衰，筋骨解堕，天癸尽矣，故发鬓白，身体重，行步不正，而无子。"这里描述的是生命发生、成长和衰落的生、长、化、收、藏的过程。其中，起主导作用的即是肾、肾气、肾精、天癸的盛衰变化，以及伴随而来的脏腑经络及筋骨肌肉的生、长、盛、衰变化。天癸为"精"，是主管脏腑、肌肉骨骼、繁衍生殖等功能盛衰的元气物质，为主人体生长发育之"精"。其内涵涉及更细致和深入的"精"的概念，包括长发之"精"，生长骨之"精"，齿牙发育之"精"，产生月经之"精"，产生精液之"精"，生育之"精"，生长筋、肌肉之"精"等。

《黄帝内经》中亦继承了以马王堆医学为代表的早期医家对于"精"从精液角度进行认识的传统。在《素问·上古天真论》中有所记载："今时之人不然也，以酒为浆，以妄为常，醉以入房，以欲竭其精，以耗散其真，不知持满，不时御神，务快其心，逆于生乐，起居无节，故半百而衰也。"这段文字提到的"以欲竭其精"指的正是男性的精液，认为不节制欲望会导致精液过度消耗，使得人体真气逐渐衰竭，从而加速了衰老的过程。

在《黄帝内经》中，对于"精"的功能也进行了更进一步的探索。在《素问·金匮真言论》中记载："夫精者，身之本也，故藏于精者，春不病温。夏暑汗不出者，秋成风疟。此平人之脉法也。"指出，"精"是身体的根本，藏"精"足者身体不易受邪气侵袭，而夏季若汗液不能顺畅排出，则秋季易患风疟疾。因此，"精"不仅有抗御邪气之功能，还能调节体内机能，维持身体健康。另外，《素问·病能论》中提到："人有卧而有所不安者何也？岐伯曰：脏有所伤，及精有所之，寄则安。"这说明了人体具备自我修复的机制。当脏腑遭受病害时，人体会将所需的精气运送到受损部位，以进行自我修复。《素问·生气通天论》中也提到："是以圣人陈阴阳，经脉和同，骨髓坚固，气血皆从。如是则内外调和，邪不能害。耳目聪明，气立如故。"强调了精气的重要性，指出精气的正常运行是维持身体健康的基础，若精气畅通，身体内外阴阳平衡，邪气无法侵袭，身体各项功能也能保持正常。

在"精"的运动特点上，《黄帝内经》中也有诸多精妙的记载。《灵枢·脉度第十七》中在阐述精对全身的脏腑组织器官起着营养和滋润的作用时，"岐伯曰：气之不得无行也，如水之流，如日月之行不休。故阴脉营其脏，阳脉营其腑，如环之无端，莫知其纪，终而复始。其流溢之气，内溉五脏，外濡腠理。"文中所描述的精气的不断地运动变化，就像水流行不息，就像日月时空的运转始终不息。脏为阴，其脉为阴脉；精气运行在阴脉，营养五脏。腑为阳，其脉为阳脉；精气运行在阳脉，营养六腑。精气的运行营养，环转不休，如环无端，不知其纪，终而复始。流行于阴脉的气，流溢于脉外，可滋养五脏；流行于阳脉肤腠的气，流溢于脉外，则又可濡养腠理。这种对精气运动的精妙描述，使人们更加直观地理解了精气在人体内部的作用和运行轨迹，为后世医家提供了重要的启示。

在"精"的分类上，《黄帝内经》除了从先后天角度构建"精"的基本概念，更有许多新的探索。如《素问·生气通天论》有"阳气者，精则养神，柔则养筋"。阳气，即元气，为滋养神的精气。养神则精明，养筋则柔顺。此又分别出养神的"精"，维护神的"精"；分别出养形（筋）的"精"，维护有形之身的"精"等。《灵枢·五癃津液别》中有"五谷之精液，和合而为膏者，内渗入于骨空，补益脑髓，而下流于阴股"。凡五谷各有各的"精"，各由各的"精"组成。植物有膏脂，动物亦有膏脂，膏脂由五谷精液化合形成，膏脂渗注骨腔、充益脑腔、脊髓腔，膏脂精气补益脑髓，是脑中诸多精气之一。膏脂还是施泄生育的精气，房劳则精过泄会致神衰，神衰也致阳萎。这些分类和细化的观点，丰富了医家对"精"的认识，也为中医理论的发展提供了重要参考。

与马王堆医书一脉相承，《黄帝内经》中也有对于"精"从精神角度进行认识的记载。在《素问·生气通天论》中，提到了"精"失导致的病症："阳气者，烦劳则张。精绝，僻积于夏，使人煎厥：目盲不可以视，耳闭不可以听。溃溃乎若坏都，汩汩乎不可止。"指出了当精绝时，人会出现煎厥的症状，表现为目盲不清、耳闭无法听闻。在《素问·病能论》中，也提到了怒狂症状的精神原因："帝曰：有病怒狂者，此病安生？岐伯曰：生于阳也。帝曰：阳何以使人狂？岐伯曰：阳气者，因暴折而难决，故善怒也，病名曰阳厥。"这里所指的阳气即为神气，暴折的阳气导致精神受伤，从而表现为怒狂症状。在《素问·经脉别论》中，提到了各种因素对精神造成伤害的情况："故饮食饱甚，汗出于胃，惊而夺精，汗出于心……疾走恐惧，汗出于肝。"这里所说的"夺精"即指精神受到惊吓而失落。另外，《素问·上古天真论》中也提到了精神安守的重要性："夫上古圣人之教下也，皆谓之虚邪贼风，避之有时，恬淡虚无，真气从之，精神内守，病安从来？"强调了精神内守的重要性，只有保持精神的安定，才能抵御病邪的侵袭。这些记载丰富了医家对于精神与健康之间关系的理解。

《黄帝内经》中还提出了"五志神精"的概念，即视觉、听觉、嗅觉、味觉、触觉、温度觉等感知和感觉的功能与"精"的密切关联。在《灵枢·邪气脏腑病形》中，描述了不同精气活动于不同器官的作用：精阳气走于目而为睛，发挥视觉功能；别气走于耳而为听，发挥听觉功能；宗气走于鼻而为臭，发挥嗅觉功能；浊气出于胃，走唇舌而为味，发挥味觉功能；气之津液上熏于面，皮肤厚实，肉坚，发挥触觉和温度觉功能。在《灵枢·决气篇》中，进一步说明了神精虚损对人体各种功能的影响：神精虚则耳失聪，目不明，腠理开大汗出，骨及筋屈伸不利，面色苍白，脑髓、脊髓减少，骨髓减少而出现骨疫，耳失精而耳鸣，经脉空虚等。这些论述揭示了"五志神精"与感知功能之间的密切联系，以及精神的状态对身体各个方面功能的影响，为后世医学理论的发展提供了重要的参考和启示。

第二节 《黄帝内经》中的"气"

《黄帝内经》继承了以马王堆医书为代表的早期医学文献中对于

"气"的论述较复杂和多样的特点，并进行了更进一步的发挥。据统计，在《黄帝内经》一百六十二篇文章中，"气"字出现就有近 800 处，以"气"组成的复合气名则有近 2 000 处记载，说明了"气"在《黄帝内经》中的重要性。

中医学的气学说，是研究人体之气的概念、生成、分布、功能及其与脏腑、精、血、津液之间关系的系统理论。"气"被认为是人体内活力很强、运行不息的极精微物质，是构成人体和维持人体生命活动的基本物质之一。"气"运行不息，推动和调控着人体内的新陈代谢，维系着人体的生命进程。"气"的运动停止，则意味着生命的终止。

在中医生理学上，《黄帝内经》将人身之气分成 3 个不同的层次。第一层次为全身之气。全身之气由 3 个部分组成：一为先天之精化生之元气；二为水谷之精化生的水谷之气；三为自然界吸入之清气。第二个层次为元气、宗气、营气、卫气。元气由先天之精所化生，故称为先天之气；宗气由水谷之气和自然界的清气相结合，并积于胸中气海；全身之气分布到脉内，发挥化血、营养等作用，则为营气；全身之气分布到脉外以及体表皮肤腠理，起到保卫肌表、抗御外邪的作用，则为卫气。第三个层次为脏腑之气和经络之气。全身之气分布到脏腑和经络，形成脏腑之气和经络之气。如脏中的肺气、心气、脾气、肝气、肾气，经络中的十二经脉之气、奇经八脉之气等。

同时，《黄帝内经》认为"气"还是构成人体的基本物质。《素问·天元纪大论》："在天为气，在地成形，形气相感而化生万物矣。"《素问·六节藏象论》："气合而有形，因变以正名。"均指出自然界的万物由"气"聚合而成，由于聚合的形式各不相同，因此孕育出了千差万别的事物。人亦是天地之气相互感应的产物，是宇宙万物的重要组成部分，故《素问·宝命全形论》指出："天地合气，命之曰人。"由此可见，"气"是组成人体形态结构的基本物质之一。

值得一提的是，"精"与"气"的概念虽均有"基本物质"之意涵，但在中医学中也有明显区别。"精"是构成人体的最基本物质，也是维持人体生命活动的基本物质。《灵枢·经脉》："人始生，先成精。""气"则是由"精"化生的极细微物质，《素问·阴阳应象大论》："精化为气。"

精为脏腑功能活动的物质基础，气是推动和调控脏腑生理活动的动力。

　　《黄帝内经》认为人体之气来源于先天之精所化生的先天之气，水谷之精所化生的水谷之气和自然界的清气，后两者又合称为后天之气，三者结合而成一身之气，《黄帝内经》称为"人气"。其中，受之于父母的先天之精化生的先天之气，成为人体之气的根本。先天之气是人体生命活动的原动力，《灵枢·刺节真邪》称之为"真气"，说："真气者，所受于天，与谷气并而充身者也。"来源于饮食物的水谷精微，被人体吸收后化生的水谷之气，又可简称为"谷气"，布散全身后成为人体之气的主要组成部分。《灵枢·营卫生会》："人受气于谷，谷入于胃，以传于肺，五脏六腑皆以受气。"另外，水谷精微化生的血和津液，也可作为化气之源。来源于自然界的清气，需要依靠肺的呼吸功能和肾的纳气功能才能吸入体内。《素问·阴阳应象大论》："天气通于肺。"清气参与气的生成，并且通过人体不断地吐故纳新，促进人体代谢活动，因而是生成人体之气的重要来源，清气随呼吸运动源源进入体内，不可间断。

　　相较于马王堆医书提出的有关"气"的七大概念，《黄帝内经》还进一步延展了"气"的概念。如《黄帝内经》将后天之气中的谷气与自然界清气相结合而积聚于胸中的气称为宗气，认为宗气的生成直接关系到一身之气的盛衰。宗气在胸中积聚之处，《灵枢·五味》称其为"气海"，又称膻中。宗气的生成有两个来源，一是脾胃运化的水谷之精所化生的水谷之气，二是肺从自然界中吸入的清气，二者相结合生成宗气。因此，脾的运化转输功能和肺主气、司呼吸的功能是否正常，对宗气的生成和盛衰有着直接的关系。宗气聚于胸中，通过上出息道（呼吸道），贯注心脉及沿三焦下行的方式布散全身。《灵枢·邪客》："宗气积于胸中，出于喉咙，以贯心脉，而行呼吸。"宗气一方面上出于肺，循喉咙而走息道，推动呼吸；一方面贯注心脉，推动血行。三焦为诸气运行的通道，宗气还可沿三焦向下运行于脐下丹田，以资先天元气。此外，《灵枢·刺节真邪》中还指出宗气可由气海向下注入气街（足阳明经脉的腹股沟部位），再下行于足。宗气贯注于心脉之中，促进心脏推动血液运行。因此，凡气血的运行，心搏的力量及节律等皆与宗气有关。宗气充盛则脉搏徐缓，节律一致而有力。反之，则脉来躁急，节律不规则，或微弱无力。《素问·平人气象论》：“胃之大络，名曰虚里，贯膈络肺，出于左乳下，其动应衣（手），脉宗气也。”虚里穴发于左乳下，相当于心尖搏动的部位，可以依据此处的搏动来测知宗气的盛衰：若其搏动正常，是宗气充盛之象；若其搏动躁急，引衣而动，是宗气大虚；若其搏动消失，是宗气亡绝。目前在临床上更多的是从脉象来测知宗气的旺盛和衰少。由于宗气助心脉之血气的运行，所以宗气不足则往往导致血行瘀滞，凝而留止的病理变化。

又如，《黄帝内经》还提出营气的概念，认为营气来源于脾胃运化的水谷精微。水谷之精化为水谷之气，其中由精华部分所化生的为营气，并进入脉中运行全身。《素问·痹论》：“营者，水谷之精气也。和调于五脏，洒陈于六腑，乃能入于脉也。故循脉上下，贯五脏，络六腑也。”可见营气由水谷之精所化生，进入脉中，循脉运行全身，内入脏腑，外达肢节，终而复始，营周不休。营气的生理功能有化生血液和营养全身两个方面。营气注于脉中，化为血液。《灵枢·邪客》：“营气者，泌其津液，注之于脉，化以为血。”营气与津液调和，共注脉中，化成血液，并保持了血液量的恒定。营气循血脉流注于全身，五脏六腑、四肢百骸都得到营气的滋养。由于营气为全身脏腑组织提供了生理活动的物质基础，因此营气的营养作用在生命活动中非常重要。如《灵枢·营卫生会》：“此所受气者，泌糟粕，蒸津液，化其精微，上注于肺脉，乃化而为血，以奉生身，莫贵于此，故独得行于经隧，命曰营气。”

再如，《黄帝内经》提出卫气是行于脉外而具有保卫作用的气。因其有卫护人体，避免外邪入侵的作用，故称为卫气。卫气与营气相对而言属于阳，故又称“卫阳”。卫气来源于脾胃运化的水谷精微。水谷之精化为水谷之气，其中慓悍滑利部分化生为卫气。《素问·痹论》：“卫者，水谷之悍气也。其气慓疾滑利，不能入于脉也。故循皮肤之中，分肉之间，熏于肓膜，散于胸腹。”因此，卫气由水谷之精化生，运行于脉外，不受脉道的约束，外而皮肤肌腠，内而胸腹脏腑，布散全身。卫气有防御外邪、温养全身和调控腠理的生理功能。《灵枢·本藏》所谓“卫气者，所以温分肉，充皮肤，肥腠理，司开阖者也”，即是对卫气三个功能的概括。

《黄帝内经》还深入探索了气的运动变化特点。提出气机的升降出入，对于人体的生命活动至关重要。如先天之气、水谷之气和吸入的清气，都必须经过升降出入才能布散全身，发挥其生理功能。气的升降出入运动是人体生命活动的根本，气的升降出入运动一旦停息，也就意味着生命活动的终止。故《素问·六微旨大论》："出入废则神机化灭，升降息则气立孤危。故非出入，则无以生长壮老已；非升降，则无以生长化收藏。是以升降出入，无器不有。故器者，生化之宇，器散则分之，生化息矣。"指的是，出入的功能废止了则神机毁灭，升降的作用停息了则气立孤危。因此，没有气的出入，也就不会有发生、成长、壮实、衰老与灭亡；没有升降，也不会有发生、成长、变化、收敛与闭藏。气机的升降出入，是所有物体都具备的，物体就像生化之器，若器物的形体不存在了，则气机的升降出入就要分离。在人体，气机的升降出入体现于五脏之中，如肝气升发，肺气肃降；心火下降，肾水上升；脾气主升，胃气主降等。

在气的功能上，《黄帝内经》亦进行了进一步阐述。气化是体内物质新陈代谢的过程，是物质转化和能量转化的过程。《素问·阴阳应象大论》"味归形，形归气；气归精，精归化；精食气，形食味；化生精，气生形……精化为气"等，就是气化过程的简要概括。因此，体内精气血津液各自的代谢及其相互转化，是气化的基本形式。

气既能护卫肌表，防御外邪入侵，同时也可以驱除侵入人体内的病邪。因此，气的防御作用十分重要。《素问遗篇·刺法论》："正气存内，邪不可干。"说明气的防御功能正常，则邪气不易入侵。若气的防御作用低下，势必不能抗邪，邪气易于入侵而发生疾病，故《素问·评热病论》："邪之所凑，其气必虚。"当邪气入侵人体某一部位时，机体正气就会聚集该处，发挥抗御邪气、驱邪外出的作用。因此，气的防御功能正常，则邪气不易入侵；或虽有邪气侵入，也不易发病；即使发病，也易于治愈。气的防御功能决定着疾病的发生、发展和转归。

第三节 《黄帝内经》中的"神"

《黄帝内经》言"神"有100多处，十几种含义，内涵相较于马王堆医书更复杂。

总体而言，可划分为两个方面。第一，神为人体生命活动的主宰。人体的生命活动包括形态结构、物质代谢、生理功能等 3 个方面，五脏六腑、形体诸窍都有一定的组织结构，在人体中具有一定的位置，且具有各自不同的形状。精气血津液等各种物质的新陈代谢，如生成、吸收、输布、排泄等都有一定的规律。人体的五脏六腑、皮脉肉筋骨、眼耳鼻舌口诸窍，分别发挥各种生理功能。这三种生命活动能够正常地运行，必须有一种力量进行调节和控制，这个调节控制的力量就是"神"，具体地说就是心神。《灵枢·本神》："心藏脉，脉舍神。"各形体组织的稳定结构，精气血津液的运行有序，脏腑经络生理功能的协调，都必须依赖"神"的统帅。所以《素问·灵兰秘典论》："心者，君主之官也，神明出。"《灵枢·天年》："黄帝曰：何者为神？岐伯曰：血气已和，营卫已通，五脏已成，神气舍心，魂魄毕具，乃成为人。"第二，神还指人的整个思维过程。人的思维活动是一个完整的过程，包括 5 个不同的阶段，即感觉、记忆、思维、心理、行为等。

《黄帝内经》继承了马王堆医书对"神"的认识，指出自然由"神"主宰，比类于人的生命活动，也由"神"主宰。《素问·天元纪大论》："神在天为风，在地为木；在天为热，在地为火；在天为湿，在地为土；在天为燥，在地为金；在天为寒，在地为水。故在天为气，在地成形，形气相感而化生万物矣。"指出"神"广泛存在于万物之中，在天为气，在地成形，运气相召，形气相感，化生万物。不仅"神"寄万物，而且人作为万物之一，其生命亦由"神"所主。《灵枢·邪客》："岐伯曰：少阴心脉也，心者，五脏六腑之大主也，精神之所舍也。其脏坚固，邪弗能容也，容之则心伤，心伤则神去，神去则死矣。故诸邪之在于心者，皆在心之包络。包络者，心主之脉也。"指出"神"存在，人的生命才能存在。《素问·移精变气论》："得神者昌，失神者亡。"进一步强调了"神"在整个生命活动中的主导作用。

《黄帝内经》认为人的生理活动、病理变化本于"神"。《灵枢·天年第五十四》："黄帝曰：何者为神？岐伯曰：血气已和，营卫已通，五脏已成，神气舍心，魂魄毕具，乃成为人。"母为阴精，藏精而起亟，为生的基础；父为阳精，卫外而为固，为生的护卫；两精相搏谓之神，形神相具，乃成为人。人生死系于神，得神者生，失神者死。《素问·阴阳应象大论》："黄帝曰：阴阳者，天地之道也，万物之纲纪，变化之父母，生杀之本始，神明之府也。治病必求于本。""清阳上天，浊阴归地。是故，天地之动静，神明为之纲纪，故能以生长收藏，终而复始。"指出，阴阳是宇宙天地规律之源，是物质世界的基础，物质生成变化的原始，物质存在消亡的始因。阴阳是神明寄托的殿堂。物质的存在、生成、变化、兴衰是阴阳的体现，阴阳的运动变化，神明在主宰；生长化收藏，终而复始，是神转之机；治病求本，求"神"之本，"神"存而后求阴阳之本。《素问·灵兰秘典论》："故主明则下安，以此养生则寿，殁世不殆。以为天下则大昌。主不明则十二官危，使道闭塞而不通，形乃大伤，以此养生则殃。以为天下者，其宗大危。"主明，即神明。神明安定，神机转运，脏腑经络各安其职，三焦、经脉、经络通畅，形神兼具，以此养生则寿。

《黄帝内经》还指出"神"对脏腑功能的运转以及精气均有影响。《素问·调经论》："岐伯曰：喜怒不节，则阴气上逆，上逆则下虚，下虚则阳气走之，故曰实也。""岐伯曰：喜则气下，悲则气消，消则脉虚空。因寒饮食，寒气熏满，则血泣气去，故曰虚也。"喜怒，人的神气变化，七情之类。神影响人身中精气变化，喜怒不节：阳在上，阴精在下，阴精上逆，则下虚；上逆则阴并于上，则阳实。喜悲气下、气消，精气消耗：影响经脉虚空。神还对情绪有影响、对疾病有感应。《素问·调经论》："神有余则笑不休，神不足则悲，血气未并，五脏安定，邪客于形，洒淅起于毫毛，未入于经络也，故名曰神之微。"神调控情志，疾病邪微则神感应微，即《灵枢·小针解》："神客者，正邪共会也。"神、五志对语言、行为、理智也有调控作用。《素问·脉要精微论》："中盛藏满，气胜；伤恐者，声如从室中言，是中气之湿（失）也。""言而微，终日乃复言者，此夺气也。""衣被不敛，言语善恶不避亲疏者，此神明之乱也。"中盛，脾气散精，五脏充实；气盛，神气旺盛。脾不散精，脏气损，伤于恐惧，神气损失，语声低弱，如隔室听声。言语细微，终日复言，精气虚，神气夺失。衣被不敛，行为举止失控；言语善恶不避亲疏，精神失控；精神理智混乱，神失慧明。

"神"还掌管嗅觉、味觉、视觉、听觉、触觉功能。《灵枢·大惑论》："目者，五脏六腑之精也，营卫魂魄之所长营也，神气之所生也。故神劳则魂魄散，志意乱。是故瞳子黑眼法于阴，白眼赤脉法于阳也。故阴阳合传而精明也。目者，心之使也；心者，神之舍也。故神精乱而不转，卒然见非常处。精神魂魄不相得，故曰惑。"指出神志掌管视觉功能。《素问·脉解》："所谓色色不能，久立久坐，起则目䀮䀮无所见者，万物阴阳不定，未有主也。秋气始至，微霜始下，而方杀万物，阴阳内夺，故目䀮䀮无所见也。"所谓"色色不能"，指神失去任物感应的视觉功能，失去辨色能力。所谓"阴阳不夺"，指眼的神精、神气损失。《灵枢·脉度第十七》："五脏常内阅于七窍也，故肺气通于鼻，肺和则鼻能知香臭矣；心气通于舌，心和则舌能知五味矣；肝气通于目，肝和则目能辨五色矣；脾气通于口，脾和则口能知五谷矣；肾气通于耳，肾和则耳能闻五音矣。五脏不和，则七窍不通；六腑不和，则留为痈。故邪在腑，则阳脉不和，阳脉不和则气留之，气留之则阳气盛矣。阳气太盛，则阴脉不利，阴脉不利，则血留之，血留之则阴气盛矣。阴气太盛，则阳气不能营也，故曰关。阳气太盛，则阴气不能营也，故曰格。阴阳俱盛，不能相营，故曰关格。关格者，不得尽期而死矣。"五脏为上，五志神气、精气通于七窍，则肺鼻能闻香臭（嗅觉），心舌能尝五味（味觉），肝目能视五色（视觉），脾口能感知五谷（触觉），肾耳能听五音（听觉）。所以神气交通于天地人，精气交通于脏腑七窍。

《素问·五脏生成》："赤脉之至也，喘而坚，诊曰有积气在中，时害于食，名曰心痹。得之外疾，思虑而心虚，故邪从之。"指出神还有御邪的功能，因思虑而伤心神，邪得以乘其虚而侵入。暴乐暴苦，始乐后苦；暴怒暴喜，重大的、急骤的、超过心理承受限度的精神打击，皆伤精气，此精气为神气，使精神受病。精神受伤，病及躯体毁坏；精与神逐渐虚脱，抗病能力衰减，于是邪气侵犯身体。所以，健康的精神状态，健康的心理素质是抵御疾病病邪的保证。

《黄帝内经》还进一步探讨了"神"与"形"之间的关系。《素问·宣明五气》："五脏所藏，心藏神，肺藏魄，肝藏魂，脾藏意，肾藏志，是谓五脏所藏。"《灵枢·本神第八》："心怵惕思虑则伤神，神伤则恐惧自失，破䐃脱肉，毛悴色夭，死于冬。"五脏神伤而及形伤。所以，"神"能驾驭"形"，"神"伤而不能驭"形"，则形坏而失用。精神主持五脏、五体的功能活动，五脏的功能，除了我们熟知的形态结构发生的功能活动外，还包括五志神的功能。缔属五脏的神魂魄意志，是五种不同的精神活动物质，它们拥有各自调控的精神活动范围和表现，管理五脏五体（组织器官）内在的形态变化、功能活动，外在的行为举止、音容笑貌。五脏有自身神的生理、病理表现，及其对脏腑形态功能的影响，神病影响形病，形病影响神病。

精、气、神，就是这样在我们体内构成了一幅最完美的太极图。三者相互滋生、相互助长。从中医学讲，人的生命起源是"精"，维持生命的动力是"气"，而生命的体现就是"神"的活动。所以说精充气就足，气足神就旺；精亏气就虚，气虚神也就少。反过来说，神旺说明气足，气足说明精充。中医评定一个人的健康情况，或是疾病的顺逆，都是从这三方面考虑的。

第四章　精气神学说在后世的传承与发展

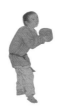

精气神学说自《黄帝内经》以来，一直在中医的理论与实践发展中扮演着重要的角色。从汉代以来，无数医学家对其进行了传承、发展和创新，使其内涵不断丰富和完善。

第一节　精气神学说在临床实践中的传承与运用

精气神学说在中医临床中有十分丰富的实践，历代医家不断进行理论探索、总结临床经验，将精气神学说应用于中医各领域。如，将精气神学说应用于解释人体生理，用于阐述疾病发生发展、预后变化等。

其中，尤其集中体现了精气神学说在临床实践中的传承与运用特色的，无疑是针对精气神而设的各种治法，这些治法紧紧围绕精气神，以精气神学说为理论核心、以精气神本身为治疗靶点，通过中药的君臣佐使的配伍，实现对精气神的调整，进而达成人体从疾病转为健康的目的。

一、与填精固精有关的治法

中医所称的填精（即补精），所补多系肾精，如《素问·六节藏象论》："肾者主蛰，封藏之本，精之处也。"肾有藏精的生理功能，所藏之精，承担着生殖后代，延续生命之重要任务。《素问·金匮真言论》："夫精者，生之本也。"同时，肾精又是化气的物质基础，所化之气，称为元气，五脏阴精赖此化生，五脏阳气赖此发源，所以肾精是其生长发育的物质基础，是各种功能活动的动力源泉。前人称肾为先天之本，元阴元阳之根，意在说明肾阴肾阳非常重要。肾精可化为肾阴肾阳，两者彼此依存，相互资生，维持着动态平衡的生化关系，贯穿在整个生命过程之中。故肾精不足，或失于封藏或功能发生病变，可表现为精不足之表现。

（一）温肾壮阳法

温肾壮阳法，是指通过温补肾中元阳以壮命门之火，使阳虚得补，阴寒得除，适用于肾阳不足，命门火衰之证。临床表现为面容憔悴，腰膝酸冷，精神疲惫，阳痿，失精，精冷，不孕不育，大便溏泄，舌淡苔润，脉沉细等。治疗上以天雄散为代表方。天雄，禀纯阳之性，补俞门之火，温补元阳；白术健脾益气以培精之源，桂枝辛甘和阳，龙骨收敛浮越之虚阳，固摄阴精；全方共凑温壮肾阳，固精摄精之功。临床上，各种激素依赖性疾病后期，如肾病综合征、再生障碍性贫血、系统性红斑性狼疮等，内分泌腺功能低下，男性不育，慢性虚劳等属肾阳亏虚者，可参本法治之。

（二）滋补肾阴法

滋补肾阴法是指采用养阴填精的药物使肾阴得补，肾精得充，适用于肾阴不足之证。代表方为六味地黄丸（图2-4-1）。宋代儿科名家钱乙

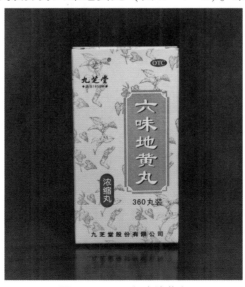

图2-4-1　六味地黄丸

在张仲景肾气丸的基础上，将干地黄改为熟地黄，去桂枝、附子化裁而成六味地黄丸。钱氏认为小儿为纯阳之体，稚阴未充，临证以肾阴不足多见，故创六味地黄丸用于治疗小儿发育迟缓。除此之外，临床还可将本法广泛用于肾阴不足、虚火上炎之证，如腰膝酸软，头晕耳鸣，潮热骨蒸，口渴喜饮，舌红苔少脉细数等。若阴虚火旺，可加知母、黄柏滋阴降火；目涩眼花，可加枸杞子、菊花清肝明目；咳嗽喘促，可加麦冬、五味子滋阴敛肺。

（三）固肾涩精法

固肾涩精法适用于肾虚失藏，精关不固之遗精滑泄；或肾虚不摄，膀胱失约之遗尿、尿频。遗精、滑泄病机与肝肾两脏密切相关，惟主要与肾有关。肾主藏精，肝司疏泄，二者协调，才能维持精液的正常疏泄，肾虚而精气不固，肝旺相火内扰，以致封藏失职，疏泄失常则遗精滑泄，久遗精滑泄，久遗体虚，则神疲力乏；肾虚肝旺，则腰痛耳鸣，脉象弦细。治疗时，单用补肾药则相火难降，若只用镇降药则肾虚难复。故必须在补益肾虚的基础上镇降相火，故治宜补肾与固涩结合，标本同治，代表方如金锁固精丸（图2-4-2）。治疗时可以沙苑子补肾固精，莲子、芡实益肾固精，莲须、煅龙骨、煅牡蛎专以涩精。

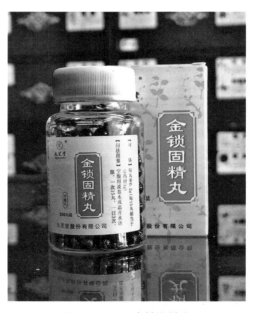

图 2-4-2　金锁固精丸

二、与理气补气有关的治法

气是构成人体及维持人体生命活动的最基本物质。气的运动推动和激发了全身各脏腑经络等组织器官的功能活动，维系着人体的生机。气的运动形式主要包括升、降、出、入4种，气机失调，常表现为气滞、气逆、气陷、气脱、气闭等。气滞宜行，气逆宜降，行气、降气属理气法范畴；气陷宜升，气脱宜固，益气升陷，益气固脱属补气法范畴。因此，理气法主要适用于气滞、气逆的治疗。补气法主要适于气虚、气陷、气脱的治疗。理气法是应用疏理气机的方法，治疗气机阻滞或气机逆乱的病证的一种治法。气滞主要与肝、脾胃密切相关，以肝气郁滞、脾胃气滞为主，表现为情志不畅、胸闷、胁胀、脘腹胀满等；气逆主要与肺、胃密切相关，以胃气上逆及肺气上逆为主，表现为呕吐、呃逆、咳喘等。临床上应根据脏腑病变的不同，采取相应的治法，如气滞心胸，宜宽胸理气；脾胃气滞，宜理气消胀；肝气郁结，宜疏肝理气；胃气上逆，宜降逆和胃；肺气上逆，宜降气止咳平喘。同时，气的运动推动促进血与津液的运行与输布，故有"气行则血行，血行则津布"之说，反之，瘀血、痰湿等有形产物堆积，亦易引起气机运行受阻，故治疗常常气血兼顾，气津同治，如行气活血法、行气化痰法、行气除湿法等。

1. 宽胸理气法

痰浊、水饮等有形实邪，痹阻心胸，痰（饮）阻气滞，出现胸中憋闷、胸满、气逆、短气等症状，治宜行气散结、化痰宣痹，以枳实薤白桂枝汤、橘枳姜汤为代表方。药物选用枳实、厚朴、陈皮等行气散结之品，畅达胸中气机，配合瓜蒌、薤白、桂枝、生姜等化痰通阳宣痹之品，开宣胸中阳气，用于治疗胸痹偏于气滞痰阻者。本法临床广泛应用于胸中气滞不通，表现为胸部满闷、胁肋不适、心悸心烦，甚至胸痛短气等，如乳腺增生、肋间神经痛、冠心病心绞痛、心动过速、慢性肝炎、肺及胸膜病变等疾病。

2. 行气化痰法

行气化痰法适用于痰气互结病证。情志不畅，气郁痰阻，痰气互结于咽喉，自觉咽中如有物阻，吐之不出，咽之不下，不影响吞咽功能，常伴胸闷、喜叹息，治疗用半夏厚朴汤行气化痰。《伤寒论条辨》："半主咽而开痰结。"半夏燥湿化痰，降逆散结；厚朴条畅气机，行气消痰；生姜合半夏辛开散结；紫苏叶轻清宣畅，行气和胃；茯苓渗湿健脾，以消生痰之源；诸药合用，使气顺痰消。本法除治疗梅核气外，还可用于因痰气互结引起的慢性咳嗽、胃脘痞胀、精神抑郁等疾病。

3. 疏肝理气法

疏肝法是指应用辛香走窜之品疏肝解郁，宣通气血使肝气条达、气血顺畅，适用于肝气郁滞，临床主症为胸胁、乳房或少腹等胀痛不适，与情志变动有关，精神抑郁、胸闷不舒、脉弦等，甚至出现食少，嗳气反酸，脘腹胀满，心中嘈杂，大便溏泄等肝气乘脾犯胃的表现，妇女可出现为经前乳胀、经行痛经、月经不调等症。治宜疏肝解郁，以四逆散、柴胡疏肝散等为代表方（图2－4－3）。选用柴胡、枳实、枳壳、香附等疏肝理气的药物，配合川芎、当归、白芍等养血活血药物，使肝气恢复正常的疏泄功能。若肝气郁结、横逆脾胃，出现木土失和，则在疏肝的基础上，加上白术、茯苓等健脾祛湿之品，则成疏肝健脾和胃之法，方如逍遥散。本法临床应用广泛，肝炎、肋间神经痛、胆囊炎、胃炎、乳腺增生、月经不调等属肝郁气带，皆可治之。

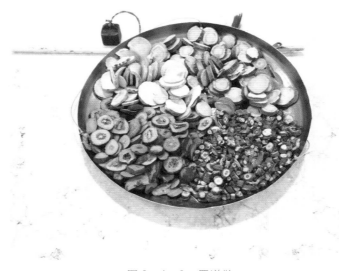

图2－4－3　四逆散

4. 和胃降逆法

胃主受纳，以通降为顺，外邪犯胃或情志不舒，肝气犯胃或痰饮停胃，均可导致胃失和降，胃气上逆，出现呕吐、干呕、呃逆、嗳气等症，治疗以降逆和胃，使胃气通降，呕止逆除。和胃降逆法是指应用疏肝和胃、清热和胃、和胃化痰、化饮降逆等方法，使胃气得和，呕逆得止。运用和胃降逆法需审证求因，辨别寒热。若因肝气犯胃、嗳气不除者，予旋覆代赭汤疏肝和胃，降逆化痰；若因寒邪阻滞，伴手足逆冷，予橘皮汤散寒理气，和胃降逆；寒饮停胃，胃气上逆，则予小半夏汤、生姜半夏汤化饮降逆；若属胃虚而兼夹热邪，予橘皮竹茹汤补胃虚，清胃热，止呕逆。临床上，本法广泛应用各种原因引起的胃气上逆，如消化系统疾病常见的恶心、呕吐、呃逆；慢性肝炎、慢性肾炎导致的呕吐，妊娠呕吐等。

5. 理气健脾法

理气健脾法是指采用理气药，如厚朴、枳实等配合健脾药，如白术、人参等治疗脾虚气滞引起的以脘腹部胀满为主症的病证。发汗、误下、饮食不节等各种原因造成的脾气虚弱，不能运化水湿，水湿互结于心下、脘腹，导致腹部胀满，病属虚实夹杂，本虚标实。治疗宜标本兼顾，理气消胀以治其标，健脾益气以治其本，代表方如厚朴生姜半夏甘草人参汤、枳术汤。选用厚朴、枳术等理气除满，半夏、生姜化饮降逆，辛开苦降，以复脾胃升降之职；人参、白术、甘草等益气健脾，以复脾胃运化之功，标本兼治。本法临床广泛应用于消化系统功能障碍引起的胃脘胀满。

6. 理气通腑法

理气通腑法是指应用行气除满，泻热通腑的药物治疗气滞内结，腑气不通引起的腹部胀满、疼痛，伴大便不通等症。气滞不行，实热内结，症见脘腹胀满疼痛，伴大便秘结不通，患者自身感觉以痞满胀痛为主，腹胀，甚至胸满，胀重于积，治宜行气除满、通便泻热，以厚朴三物汤、厚朴大黄汤为代表方。方中重用厚朴为君，苦辛而温，行气除满；大黄、枳实苦寒泻下。临床应此法应与小承气汤鉴别，二者药物组成相同，但小承气以大黄为君，重在荡涤胃肠，治疗里实积重于胀；本法以厚朴为君，重在理气消胀。本法临床主要用于治疗以腹部痞满胀痛、伴便秘为主症病属实热积滞、胀重于积的疾病,如消化不良、不完全性肠梗阻等。

7. 疏通肝络法

疏通肝络法是指应用下气通肝络,活血通瘀滞的方法治疗肝经气血郁滞的病证。肝经布胸胁,肝经受邪之后,气血郁滞,着而不行,可见胸胁满闷不舒,胀痛,憋闷,塞窒难解,患者常喜捶打、按揉胸部,使气机舒展。治宜疏通肝络,方用旋覆花汤。《神农本草经》谓:"旋复花,味咸温。主结气,胁下满,惊悸,除水,去五脏间寒热,补中下气。"旋覆花主入肝经,善于下胸中结气;葱白辛温发散,善于通阳,解表散邪;新绛活血散瘀,现临床多用茜草替代。诸药合用能行气活血而通肝络。目前多用本法治疗肝胆疾病,肋间神经痛,慢性胃炎等属肝经气血郁滞的疾病。

8. 补气法

补气法是指通过补益元气,补益脏腑之气,促进脏腑功能恢复,改善气虚证候,适用于各种原因引起的气虚证,包括卫气虚、肺气虚、脾胃气虚、肾气虚、心气虚、肝气虚等。气虚证临床主要表现为神疲乏力、气短懒言、言语无力、脉虚无力等证候,卫气虚可兼见自汗恶风,易发感冒等;肺气虚可兼见气短乏力、咳嗽无力等;脾胃气虚可兼见食欲不振,胃脘不舒等;心气虚可兼见心悸气短,胸闷乏力等;肾气虚可兼见腰酸腰痛,小便不利或小便清长等。气虚证主要与肺脾肾三脏密切相关,肺主一身之气,脾为气血生化之源,肾气为一身之气之本,故肺脾肾三脏易虚。临床上补气药大多入肺脾两经,选用人参、黄芪、白术、茯苓、甘草的健脾益气之品,补益脾肺,如四君子汤、玉屏风散等(图2-4-4)。张仲景善于补肾气,创补肾第一名方肾气丸,用于治疗肾气亏虚,气化失常,水饮内停导致的虚劳、痰饮、消渴、妇人转胞等诸多疾病。肾气丸以山药、山茱萸、干地黄补肾填精,牡丹皮、泽泻、茯苓,三药于补中寓泻,祛邪助扶正,并防滋阴药之腻滞。佐以少量桂枝、炮附子温阳化气,意在少火生气,恢复肾脏气化功能,肾气充沛,水湿得化。除此之外,补中益气汤、参苓白术散亦是本法的代表方。临床上,补气法广泛应用于各种虚证,多见于年老体弱、劳倦损伤、久病、营养不良患者。

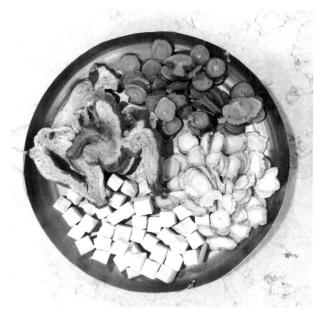

图 2 - 4 - 4　四君子汤

三、与安神醒神有关的治法

与宁心安神有关的治法中以养心安神、重镇安神、开窍醒神为主要治法。

1. 养心安神法

养心安神法是指应用养心阴、补心血的方法，适用于阴血亏虚、心神失养，引起的心烦失眠、夜寐多梦、心悸、头晕，甚至言行失常、悲伤欲哭、精神恍惚等诸症的治疗。阴血亏虚，当滋阴养血，心神失养，当养心安神，常选用准小麦、柏子仁、酸枣仁等养心宁神，生地黄、当归、大枣等养血安神，麦冬、天冬、玄参等滋养阴液，代表方为甘麦大枣汤、天王补心丹等。临床上，更年期综合征、癔症、心脏病、神经衰弱、甲状腺功能亢进症，或产后、病后等损伤心阴心血，皆可按本法治之。阴血亏虚，容易出现口渴，面赤，心烦等阴虚火旺证候，临证可适当配伍清心泻火之品，如黄连、莲子心等。若情志抑郁较甚，可配伍合欢皮、郁金、柴胡等疏肝解郁安神之品。

2. 重镇安神法

重镇安神法是指应用具有重镇沉降的金石介壳类药物，治疗心神不安引起的诸多病证。情志郁怒，气郁化火，或突受惊吓，精神刺激，引起心火独盛，心阳偏亢，而出现心悸、失眠、惊狂、躁扰不安、神志不宁、癫痫发作等心神不安或神志错乱等症状。治疗常以朱砂、磁石、生铁落等为主药，重镇潜降；兼夹火热亢盛，常配伍黄连、石膏等清热降火；若兼夹痰浊内扰，常配伍半夏、胆星、远志、茯苓等涤痰开窍；若兼夹阴血不足、心神失养，常配伍生地黄、当归等滋阴养血。代表方如生铁落饮、磁朱丸、朱砂安神丸等。重镇安神法多选用质重沉降的药物，容易碍胃，治疗时应注意顾护脾胃之气，中病即止，同时金石类药物不宜长期使用，以防重金属中毒。本法多用于实证，临床上精神分裂症、癫痫、神经衰弱、耳鸣等出现心阳偏亢，均可以本法治之。

3. 醒神开窍法

温热病邪，内陷心包，或邪热逆传，气血两燔，或痰热内闭，神窍不通，症见高热烦躁、神昏谵语，甚至惊厥、抽搐，唇焦齿燥，伴身热口渴、尿赤便秘，或痰盛气粗、舌红绛、苔黄燥、脉滑数等。治宜清热开窍，常选用清热解毒药物，如牛黄、黄连、黄芩、栀子等；芳香开窍药，如牛黄、麝香、冰片、安息香等；重镇安神药，如朱砂、珍珠、琥珀、玳瑁、金箔、银箔等；清营凉血药，如犀角、羚羊角、玄参等；舒畅气机药，如郁金、沉香、木香、麝香、安息香等，以上几类药协同配合，达到清热开窍的效果，方如温病"三宝"。温病"三宝"是指安宫牛黄丸、紫雪丹、至宝丹，三者均为清热开窍之剂，但临证应用时应注意鉴别。从药性来看，安宫牛黄丸最寒凉，紫雪丹次之，至宝丹再次之。安宫牛黄丸（图2-4-5）长于清热解毒、开窍醒神，多用于中风急性期、阳闭，症见高热不止、神志昏迷等；紫雪丹长于清热开窍、息风止痉，多用于高热惊厥、手足抽搐等；至宝丹长于芳香开窍、避秽化浊，多用于痰热内闭心包，症见神志昏迷、痰盛气粗等。本法临床常用于中风、脑血管意外、中毒性肝炎、肝性脑病、流行性脑脊髓膜炎、流行性乙型脑炎、中毒性菌痢、小儿惊厥等属热陷心包、神昏窍闭的治疗。温通开窍法适用于寒痰秽浊、闭阻气机、蒙蔽清窍，症见猝然昏仆、不省人事、两手握固、牙关紧闭、面色苍白、四肢厥冷、爪甲青紫、口唇发绀、苔白、脉沉等。治宜芳香化浊、温通开窍，药物常选用苏合香、麝香、龙脑、安息香等芳香避秽，开窍醒神；丁香、沉香、檀香、荜茇等温散行气，疏畅三焦，方如苏合香丸。临床上，中风、脑血管意外、心绞痛、癔病性昏厥，或吐泻交作，腹中绞痛等属寒痰闭阻蒙窍者均可用之。本法多用于寒闭，若热闭神昏，痰热蒙窍，则不可用之。若兼夹内闭外脱，可用人参汤送服。

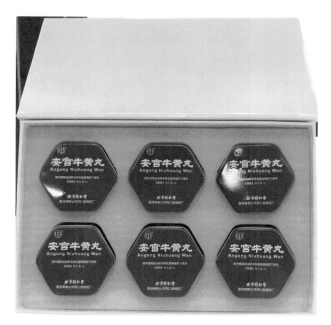

图 2 - 4 - 5　安宫牛黄丸

第二节　精气神学说在养生防病中的传承与运用

一、精气神学说在养生中的重要作用

养生具有极强的中医特色，养生理论和养生方法都需要中医理论的指导。精气神理论是中医理论中的基础部分，养生必然与中医的精气神学说密切相关。基于精气神属人身健康的核心，要掌握中医养生要诀，无疑要掌握精气神理论，并基于精气神理论对养生进行指导和灵活运用。

广义的人体之精组成了人体的脏腑经络、四肢百骸，包括从父母继承而来的先天之精和通过吸收水谷精微运化而成的后天之精。如何维护先天之精不使之妄耗、保持后天之精源源不竭，是中医养生的重要内容，也是中医养生的基本要求。精是人体脏腑经络的物质本原，精的充足是人体阴阳平衡、气血调和的前提。五脏功能的正常发挥需要五脏之精充盈。精作为人体物质基础的地位，提示我们在养生过程中一定要重视精的蓄养。

气是人各项生理功能的总称。人的立行坐卧、言谈举止等各项功能无不需要气的支持，气的不足将导致各项生理功能受损，肺气不足、纳气不能会出现气短乏力，心气不足、行血不力会出现四肢厥冷，脾气不足、运化失司会出现腹泻纳差等；气的过剩可以导致机体出现病态，如肾气亢盛导致精关不固而遗精滑精，肝气偏亢导致烦恼易怒。这种气的偏盛偏衰肯定会导致机体处于不健康状态，中医养生需要采用多种方法调理脏腑偏盛偏衰的功能，达到平和中正。同时气作为一种功能，要维持其处于正常状态就要求在养生过程中有意识地去调动运用这些功能，持续运用才能达到"流水不腐，户枢不蠹"的效果。因此，了解气的生成、运行、消耗、气异常时的表现、如何"生气""养气""运气"等是中医养生的重要组成部分。同时，对人有影响的气还包括"天地之气"，主要代表人所处的自然环境，天地之气清（即良好的自然环境）对养生也很重要。

广义的神是所有生命活动的表现，因此可以认为人体还有生命活动就有神，有正常的生命活动就有正常生命活动所表现出的神。充足的精气是神产生和维持的基础和前提，《素问·六节脏象论》言"气和而生，津液相成，神及自生"。中医关于神的理论在中医诊断中用得最多。中医四诊中望诊首重望神，从人的言谈举止、应答反应、面部表情观察其神的整体状态，尤其望目要"精彩内含、神光充沛"。中医切诊形容正常的脉候为"有胃、有根、有神"，从中医诊断的角度上说各种生命表现出"有神"即是健康的、正常的。狭义的神指人的精神活动，脑死亡的患者虽然可以在各种医学辅助手段下存在生命活动，但神志已经丧失。因此，如何"养神""存神""识神"也是中医养生的不可或缺的内容。

精气神理论是中医养生的基本理论，中医养生的原理、原则、具体方法等都需要精气神理论的支持与指导。具体而言，中医关于精的理论指导了中医养生中如何养护各脏腑物质形态，中医关于气的理论指导了中医养生中如何维持各脏腑正常功能，中医关于神的理论为中医养生提供了调养的方向和疗效的判断标准。

二、代表性医家的精气神养生观

前述马王堆医书及《黄帝内经》中对精气神学说的阐述与发扬，自《黄帝内经》以降，历代医家亦多将精气神理论运用于养生之中。

晋唐时期的医学家进一步发展了精气神养生理论。唐代名医孙思邈取养生之道以求长寿，其在《素问·上古天真论》所言"恬淡虚无，真气从之，精神内守，病安从来"思想指导下，自己对养生术总结出一套完整的方法。孙思邈对养神之法提出"十二少"，"善摄生者，常少思，少念，少欲，少事，少语，少笑，少愁，少乐，少喜，少怒，少好，少恶。行此十二少者，养性之都契也。"若不能行此"十二少"，"则荣卫失度，血气妄行，丧生之本也"。当然，孙思邈所言的"少"并非绝对的禁止，而是强调不宜过度、毋使太过、需保持气血阴阳平衡。反之，若"十二少"变为"十二多"，其结果必然导致劳神耗气伤精，人体百病丛生。对老年人养生，孙思邈掌握和照顾到"阳气日衰""情性变异"两个方面，提出要"常须慎护其事，每起速称其所须，不得令其意负不快"。要做到"四无四非"，即"耳无妄听，口无妄言，身无妄动，心无妄念"和"非其书勿读，非其声勿听，非其务勿行，非其食勿食"。"行住坐卧、言谈语笑、寝食造次之间，能行不妄失者，则可延年益寿矣。"孙思邈的这些要求，都是强调养神要平缓有序。于养精一则，孙思邈则主要着眼于先天肾精的保养，认为"长生之要，其在房中"。强调若房劳过度，将会出现精血两伤、肝肾亏损的局面。尤其指出，本有肝肾之阴不足者（如消渴病）要慎房事。若纵欲无度，将会带来"精少则病、精尽则死"的严重后果。护肾葆精，务求精气神满是孙氏养生延年的要诀。无怪乎养生家常说："天有三宝日月星，地有三宝水火风，人有三宝精气神。"此外孙思邈的《备急千金要方》卷二十七还载有"调气法"。所谓调气即养气，实质上是指气功，是古代的一种养生法。气功可使全身气血周流，能使精气"透皮入肉，至骨至脑，渐渐下入腹中，四肢五脏皆受其润"。实践证明，通过意念、呼吸、姿势的调节（即"三调"）和训练，可获得增强元气、调动人体生命内在潜力的效果，达到健身防病之目的。

明清时期的医学家在继承前人的基础上，对精气神养生理论进行了进一步的发展和创新。明代代表医家张景岳在养生中亦注重养人之精气神，其认为人的生命源于精，而维护赖于气，神则是生命的精气充满的表现。张景岳养生理论中注重形神共养，强调养神亦须治形。张景岳将形分为内、外两形，"内形伤则神气为之消靡，外形伤则肢体为之偏废。"因为神赖人之精气充养，而精气所赖则需形之完健，故人生之首务当养其形，否则"其形既败，其命可知"。形乃神明之宅，养形则可安神，神安则身自健，故曰："善养生者，可不先养此形以为神明之宅；善治病者，可不先养此形以为兴复之基乎？"精气神中之"气"实则主要为"形"之气，尤其是"形"之阳气。张景岳养生理论中重养脾气、强调需爱惜阳气。他说："劳于名利而不知寒暑之伤形，或劳于色欲而不知且暮之疲困，或劳于游荡，而忍饥竭力于呼卢驰骤之场，或劳于疾病而剥削伤残于无术庸医之手。"张景岳非常重视精在人体生命过程中的作用，其言道："精不可竭，竭则真散。盖精能生气，气能生神，营卫一身，莫大乎此。故善养生者，必宝其精。"阐明精能化气生神，精的盈亏是健康和长寿的根本。故对于养精一道，张景岳亦强调节欲保精，色欲既不可绝，亦不可纵。张景岳对色欲危害作了精辟论述，他说："困于色者，但图娇艳可爱，而不知倾国之说为何？伐命之说为何？故有因色而病者，有因色而死者，总之，好色之人，必多淫溺，乐而忘返安顾身家，未有贪之恋之而不招殃致败。"张景岳认为色欲过度对后代的寿夭有很大影响，其总结认为"凡寡欲而得之男女贵而寿，多欲而得之男女浊而夭"。

清代医家更加注重精气神养生理论的实践化。如清代养生专著《养生秘旨》中载有 45 篇养生歌诀，代表性地体现了清代医家养生观点，其中《长生在惜精论》篇言"人身三宝曰精气神者，人谓修丹须断淫欲，养生者当以此为第一义也"，点明了精气神为人体的重要物质，养生重在养精气神。对于神气精三者的关系，书中引用谭紫霄言"神犹母也，气犹子也"，阐述了神气有如母子的关系；引用李清庵"心清净，身自然，动静皆忘，此时精自化气、气自化神，神自还虚"的观点，说明了三者互化的条件。书中还重视养精，指出"精、气、神"三者源于先天禀赋，其后在机体内互化互补，一损皆损，是人治疗疾病、养生健体都不可忽视的重要因素，而沉溺情色是伤精的主要原因，故补养精气神时，节欲也是需重视的一环。《积气生津》《炼精化气》两篇则论述了如何生精、补精，其中《积气生津》篇指出生精无外乎神、气相守之功，论述了精气神三者的紧密关系，《炼精化气》篇提出采用"逆行法"将离开脏腑汇于会阴之精"逆回"脏腑，以防治悬痈、淋沥等疾病。文中并引"《内经》云：'肾为精府'，又云：'五脏各有脏精，并无停泊之所'"。起初之时精处于元气之中，并未成形，男女交感，气则化为精。故惜精在于断淫欲，并传授所谓"留精术"，用以留住体内之精。文中另有《前修格言》篇则记录了心气在五脏之中的病态，认为肾为精枢，心为气管，只有真精在肾，余精才会自归脏腑，真气在心，余气自归元府（即汗毛孔），要长保性命就得留元气，升元精、保元气，抵御住风寒暑湿、喜怒哀乐内外二邪，才能长生久视。

随着时间的推移，精气神学说在养生领域的应用不断深化，其理论和方法也日益完善。从孙思邈的"十二少"养生法，到张景岳的形神共养理论，再到清代《养生秘旨》中的精气神互化互补观念，我们可以看到中医养生学在历史长河中逐渐成熟的过程。

这些养生理论和方法，不仅仅是对古代智慧的传承，更是对现代人生活方式的一种启迪。在快节奏、高压力的现代生活中，通过调养精气神来达到身心和谐、健康长寿的目标，显得尤为重要。中医养生学所倡导的平衡饮食、适度运动、调整心态、节欲保精等原则，对于提升现代人的生活质量和健康水平具有显著的指导价值。

三、精气神学说的现代养生应用

今人结合历代医家观点，总结精气神学说在养生中的运用，突出认为保养"精气神"尤为养生之基。

分而言之，首先，养精是中医养生之先。中医养精要法有二：一是饮食药饵等以养脏腑之精。人体的精可分为先天之精和后天之精，先天之精在娩出母体之后已经无法改变，人的正常生命活动除先天之精外，更依赖后天的水谷精微。水谷入于胃肠，由脾胃进行消化吸收形成水谷精微，继而由脾气经血脉转输四旁以供给不同的脏腑利用。不同的饮食在体内化生成不同的水谷精微，这些水谷精微是进行养生的物质基础。人在五脏六腑调和的状态下只需要摄入气味平和的饮食即可养护五脏六腑，如果出现了五脏六腑的偏盛偏衰，饮食便难以纠正这种失衡，需要摄入药饵，进行食疗、药物或针灸艾灸等治疗。总而言之，在中医养生之中要注意养护脏腑之精，这是一切养生手段的物质基础，要充分利用各种手段调整脏腑之精。二是慎房事以聚生殖之精。精在中医许多论述中特指人的生殖之精，强调房事在养生中的重要地位。《礼记·礼运》："饮食男女，人之大欲存焉。"《孟子》："食色，性也。"房事是成年男女生活中非常重要的部分，性生活对生殖之精的盈泄至关重要，进而可以影响天癸、肾精。中医许多文献都强调房事养生应有节有度，既不可禁，又不可纵。无节制的房事可以造成生殖之精的衰竭，进而可以影响到脏腑之精，孙思邈在《备急千金要方·养性》中提到："精竭则身惫。故欲不节则精耗，精耗则气衰，气衰则病至，病至则身危。"同时强调欲不可禁，《备急千金要方》："男不可无女，女不可无男……然而万无一有，强抑郁闭之，难持易失，使人漏精尿浊。"现代医学研究也表明，适度性生活对预防前列腺疾病，调理情绪等有帮助。因此，慎房事是对房事慎重对待，既不可孟浪行之，也不可一禁了之。

其次，养气是中医养生之要。养生的要点有二：一是天地之气须清。人生活于自然环境之中，人与自然环境需要交换物质与能量，除摄食水谷、排泄糟粕外，人与自然界最重要的物质交换就是气体的交换，人需要不断地吸入天地之清气，呼出自身之浊气。断绝水谷人尚可存活数日，而断绝清气之出入，则数分钟内就会"出入废而神机化灭"，由此可见天气之清气对人体的重要性。天地之气包含在自身所外的自然环境之中，对天地之气的重视就是强调环境人体的影响。好的环境利于人体、不好的环境对摄生不利。《素向·五常政大论》："一州之气，生化寿夭不同……高者其气寿，下者其气夭……"二是人身之气须动静相宜。前已述及脏腑之气即是各脏腑之具体功能，各脏腑之功能要正常发挥就需要其处在一个不虚不亢的中和状态。《素问·六微旨大论》："亢则害，承乃制。"人各脏腑功能受自然规律"用进废退"的制约，脏腑功能要维持在正常范围，需要"动静相宜"以养之，动以养其阳气、静以养其阴气，阴阳相得、二气平衡脏腑才能各得其宜。如情志主要是心肝二脏所主，无事则情绪宁静安稳，在遇到不同状况时产生相应的适度的情绪变化对维持心肝二脏主情志功能非常重要，如对情绪强行抑制易伤心肝之气；如脾主四肢肌肉，应当适当运动但要防运动过极以养脾气；如肺主气司呼吸，应当学习呼吸吐纳之法进行呼吸训练以养肺气；如肾主生殖，适度行房使生殖之精疏泄有常不仅有助于肾精的盈泄有度，还可长养肾气。

终则，养神是中医养生之魂。养神的重要方面是养心神。心神是人身之大主，心神充沛不仅对内调脏腑功能使其调畅有序非常重要，同时也是保持神志清晰、对外界作出适度反应的重要前提。养心神的方法有很多，如调畅情志、规律作息等，都对调养心神大有裨益。可以说，调养心神是诸多养生方法中的必有项。前已述及诊察神的状态可以判断人体的精气是否充足，是人健康的重要标志。只有各项生理功能都处于健康完好的状态，才能拥有表现出健康完好的神，这不仅是每个人都追求的健康状态，也是养生的终极目的。因此在具体的中医养生过程中，要积极发挥神的指导作用。神不仅可以指导中医养生的方向，神的状态变化也可以提示中医养生的效果。

第三节　精气神学说在中华文化中的传承与运用

中华文化源远流长、博大精深，中医有丰厚的文化属性，习近平总书记指出"中医药学是中国古代科学的瑰宝，也是打开中华文明宝库的钥匙"。中华文化的各成分之间互相影响、互相促进，形成了蔚为大观的文化宝库。起源和发展于中医的"精气神"文化不仅促进了中医理论的发展，也滋养哺育了中国其他文化形式。不论是传统的绘画、书法艺术，抑或音乐、武术，都强调作品要有精气神。

一、中国绘画艺术中的"精气神"

在中国绘画艺术中，精气神不仅是艺术创作追求的境界，也是作品内在生命力的体现。这一概念被广泛应用于艺术领域，尤其在绘画艺术中，它成为了评价作品艺术价值的重要标准。

"精"，在绘画艺术中指的是作品的精致与细腻，是艺术家对所绘对象深入观察和理解后的精确表达。它体现在线条的流畅、色彩的纯净以及细节的精雕细刻上。一幅具有"精"的作品，能够准确地捕捉和再现自然与人物的内在精神。

"气"，指的是画作中流动的生命力，是艺术家通过笔墨的运用所表现出的一种动态的、连贯的气息。这种"气"的流动，让画面呈现出一种生动和韵律感，使观者能感受到画面的活力和动感。中国画讲究"气韵生动"，即是指画作中"气"的运用要达到一种生动自然的状态。

"神"，在绘画中通常指作品所表达的神韵或精神性，是艺术家情感与哲思的集中体现。它超越了形似，达到了传神的境界。一个具有"神"的绘画作品，能够传达出更为深远的意境和情感，触动人心，引发共鸣。

中国画按技法一般分为工笔、小写意、大写意等。有学者总结，中国画中写意画尤其注重体悟、感悟，可以表现出主体对事物的认识与理解。如大写意画强调"大"，追求"天人合一"的境界。大写意画有着深厚的文化底蕴，是艺术家心胸、学识、修养的再宣泄。大写意画特别重视用墨，百色墨为先，掌控娴熟时，会有墨分五色之感，对色彩的运用，越单纯越好，讲究黑白灰的对比，立意高远，构图险绝。画好大写意画除了笔墨功夫，还要有文化修养和生活的积淀，在千锤百炼中凝练升华，才能完美体现作品的"精""气""神"，才能由必然王国到达自由王国。无声无色，恍兮惚兮，若有若无，超越时空又具真实存在。画家笔下作品要有这种虚空之感，在经意处留神，在不经意处求趣。以形写意，以意求神，以神传情，以情求趣，以趣求灵，以灵求感，以感与天地合，与大道合。

水墨画是中国传统绘画艺术的代表之一，历代画家在水画丹青中注入了中国人的"精气神"（图2-4-6）。传统水墨画讲究笔墨变化、气韵生动，强调以意写神。笔墨形象要把主体意识、情感与客观世界、生息万物自然的内在精神有机地交汇融合，形成具有东方及传统美学精神风貌的艺术美。作者的主观情怀、意志与笔墨气韵的结合，意蕴、境界和精神情怀的表达，显示出中国传统绘画美学之高深莫测。

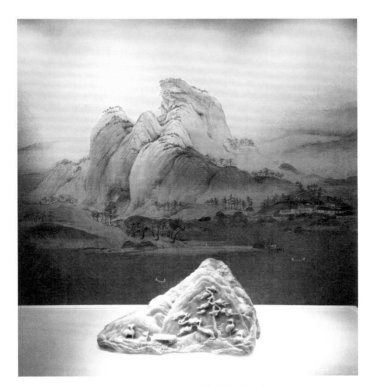

图 2 - 4 - 6　传统水墨画讲求精气神

《周易》："一阴一阳谓之道。"生命的气息就在这一阴一阳，一明一暗，一虚一实的节奏中表达出来。艺术作品，总希望能从中找到虚实相生的精神空间，表达出意远境深的格调。人们寻求一种以简驭繁，天地万物所有变化的对偶范畴都可以在"负阴抱阳"中得以体现。天地间最为人们所崇拜与赞美的是主宰天地万物生生不息的能量，"精气神"主宰着可感应的世界。从本质上来讲，人类的精神文明世界正是对于"精气神"的发现、顿悟、礼赞与创造，中国水墨艺术作品亦是如此。

在中国古代，人们常用毛笔来写字绘画，这种方式最早可以追溯到先秦时期。而后随着时间的推移，人们开始尝试将书法与绘画相结合，从而出现了一种被称为水墨画的绘画风格。中国水墨画经过数千年的发展，不仅形成了鲜明的民族艺术风格，而且古老卓越、博大精深的文化内涵成为世界艺术之林的一面旗帜，一枝独秀。"精气神"是传统文化艺术精神之生命的象征，在传统文化和美学思想中有着重要的地位。中国水墨艺术中传统文化内涵的"精气神"联通了人与自然界的关系，体现了事物的自然之美，在艺术的表现上体现着天地万物生生不息的节奏和韵律，此外，还反映了中国文化显人性、重人伦的现象。

"外师造化，中得心源"是历代文人、墨客进行艺术实践和创作的指南，画家将笔墨与思想情感、主观意识与客观现实的自然融合在艺术创作表现中。所体现的是中国水墨画里的生命，而意境，画中展现画家内在情感、精神生命及人生智慧信息传达是画家"精气神"的体现。可以说，意境激活了笔墨，而笔墨又创造了意境，是画家的"精气神"创造的完美意蕴。有学者分析认为中国水墨画甚至整个中国艺术的重表现而略再现的美学观念和基础是重"心"略"物"的思想。传统水墨画作品所描绘的景象是画家对世界的感悟。

要有"气韵生动"，就是离不开精、气、神。"精"，体现对山水的挚情。以情铸山，以情造水，将作者的情感融入了大自然的山川风物。"气"，体现山水画中"云"的构成图式及笔墨关系呈现出的大气、辽阔、壮观、混沌等气象。以中国画的"六法""气韵生动"的审美理论来塑造云的形象。"神"，体现山水画的色与墨构成的现代装饰性，使山水更充分表现出境界更美、更理想、更富有造型艺术的活力来凸显山水的神韵。

同时，在形象的塑造上，不是直接地在外观上画出近似的形，而是根据记忆、凭借主观认识来创造形象，注重画家的精神活动和思想感情，不用拘泥于具象的物体进行绘画是重意轻形的体现。绘画中的形象只是一个过渡的载体，"传情达意"才是其根本主旨，只有与意象结合才具有更高的价值，才能使"精气神"最大限度地体现。

中国人对于线条水墨的特殊感情和心悟，是古老的传统艺术思维现象。古典水墨画家很早就脱离了东西方绘画所共同走过的初级写生物象阶段，走上了一个较高层次的以主观主宰客观的创作阶段。当西方古典画家正在追求照相式的语言系统时，中国艺术家则认为审美最终还要回到精神内涵。古人把绘画当作是自己情感的寄托，内心的宣泄。意境是中国水墨画里的生命，画中的"精气神"是画家内在情感、精神生命及人生智慧信息传达。意境激活了笔墨，而笔墨又创造了意境。这个意境无不透析着"精气神"的意蕴。从审美活动的角度看，所谓"精气神"，就是超越具体的、有限的物象、事件、场景，进入无限的时间和空间，从而对整个人生、历史、宇宙获得一种哲理性的感受和领悟。这种带有哲理性的人生感、历史感、宇宙感，就是"精气神"的意境空间。

中国绘画艺术中对"精气神"的追求，体现了中国艺术家对自然和谐之美的深刻理解与表达。通过笔墨的挥洒，艺术家不仅捕捉了形象的外在美，更赋予了作品一种超越时间和空间的内在精神。这种追求不仅提升了艺术作品的审美价值，也反映了中华文化深厚的内涵和独特的审美观念。

二、中国书法艺术中的"精气神"

书法几乎是中国独有的一种艺术形式，书法艺术是在极简的黑色中，焦、浓、黑、灰、淡五色相演，展开了书法汉字对自然造化仪态万千的情态提摄与模拟抽象，"囊括万殊，裁成一相"，实现了中华美学写意精神的至高担当。

在书法形式美学的构建中，先民借助人类生命特有的语言表述概念，如筋、骨、血、肉、精、气、神等，形成了自己特有的民族美学话语体系。这套语言表述话语，有许多拟人化的比喻，这些比喻，结合古代中医对人精神风貌、健康体魄的认识，以中医术语实现笔墨与审美意象的信号传递。

筋骨血肉都是人体外在形骸的组成，他们是生命运动的基础。但人体的健康丰美，运动的灵活优美，还依赖于更深层次、人所肉眼不能直接窥察的、超越具体生命物质的——精、气、神。精、气、神这三个概念，与筋骨血肉一样，也出自中国传统医学，不过中医的描述对象是人，而书法艺术中则是超乎形而上的。

所谓"精"，先秦中医经典《黄帝内经·素问·金匮真言论》："夫精者，身之本也。"即指维持生命活动的精粹物质；所谓"气"既是一个哲学概念，又是一个生命科学概念，它是指孕育生命的神秘物质，存在于天地间，万物禀之而生，受之而动；所谓"神"是指精与气旺盛外露的状态。在中医理论中，精是生命之主，精强而命火旺，精竭而命火衰，精可化为气、化为血，主五脏六腑营运；精气旺则四体五官皆有神，反之，则形体枯、六神消，生命止。一个生命，具有精气神，一言以蔽之，就是指生命整体处于旺盛状态。

书法理论中引用了这三个概念，同样立足于对艺术形象生命的理解。现代学者分析认为书法中的形象，既然有筋、有骨、有血、有肉，那么超越具体形态而上，统摄整个生命各部分的，必然有一种活动的东西，这种东西就是生命中的内在精髓——精，和它的外化——气，以及由气而导生出来的神——一种充满生命力的外在状态。他们是融合在一起的，泛指书法形象的整体性意境完美，而不能像化学分析那样，由分子结构而分辨某物。

在具体评述中，精气神可以分别组合成"精气""精神""神气"等，意思大体都是一样的。由于"血"是指水墨交融而产生的色泽，比之肉、骨显得要超乎形而上，所以有时与精、气相联，语为"精血充盈""血气充盈"等，所指的意思，也是充溢在笔墨间所表现出的酣畅旺盛的生命之力。

在审美感觉领域，筋、骨、血、肉、精、气、神诸多元素的综合，使汉字书法形象呈现出一种浑然一体、鲜活独立的抽象"生命意象"——"神采"。神采来源于书法家内在的生命结构，他对艺术和自然生命的深刻理解，以及他长年修炼而成的美学技术支撑。从物理学意义层面审视，它是水墨；从文化心理学意义角度审视，它是心灵涟漪、内在的精神回声。形神之间，恍恍惚惚，既存在又模糊。一切仿佛是梦中月、水中花，可望而不可即，玄而又玄，难以捕捉；但千年书史，古墨纨素，笔墨流淌间，它们隐隐约约，却又似确实存乎其间；缠缠绵绵，构成中国书法动人的锦黻。关于书法中的精气神，古代书家有很多精辟论述。《东坡题跋》："书必有神、气、骨、肉、血，五者阙一不为成书也。"清代王淑则说："作字如人，然筋、骨、血、肉、精、神、气、脉，八者备而后可为人，阙其一行尸耳。"康有为也说："书若人然，须备筋、骨、血、肉，血浓骨老，筋藏肉莹，加之姿态奇逸，可谓美矣。"

中国书法艺术中的"精气神"追求，不仅体现了书法家对美的独特理解，也反映了中华文化的深邃内涵。书法作品通过笔墨的挥洒，不仅展现了形式上的美感，更传递了一种精神上的共鸣。这种追求，使得中国书法不仅是一种视觉艺术，更是一种精神文化的传承。

三、中华武术中的"精气神"

"精气神"历来还是中国武术重要的组成部分，是自古以来练武之人的习武要诀，是武术一直追求的一种境界，也是中国传统文化的体现，在武术的练习和修行过程中尤为重要。

武术本身与中医就密切相关，古代武术的主要目的之一是强身健体，需要中医理论的指导，习武过程中又难免有跌打损伤需要中医行"摸接端提"以施以救护。脱离中医的"精气神"谈中国武术，则获得的是片面的、不完整的理论切片而已。在中医理论中"精、气、神"三者之间相互作用，相互依存，相互转化。三者均为维持人体正常生命活动不可或缺的因素。在传统中医学"精气神"学说的熏陶下，中国武术不断吸收借鉴逐渐完善形成了自己独有的理论体系（图2-4-7）。

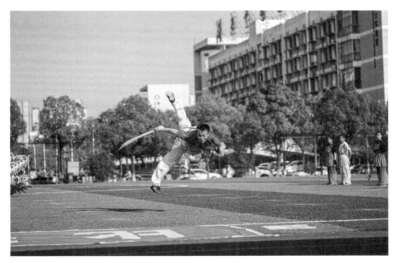

图2-4-7　武术讲求精气神

有学者总结中医"精气神"在武术理论中有如下表现。

一是"精气神"在武术中表现为"内外合一"。习武者有谚云："内练精气神，外练手眼身"，这便是从"六合"来讲的。六合有内外之分，内三合是说"心与意合，意与气合，气与力合"，指的是"精气神"。外三合是说"手与足合，肘与膝合，肩与胯合"，指的是手眼身。所谓"拳成于易，理成于医"。人体的生命活动中，"精"不断化为"气"流通全身，使人体充满生气；"气"充则"神"聚，于是精神饱满，思维敏捷，意识清楚。反之，"神"能聚"气"，"气"又能生"精"。就这样，精、气、神三者不断相互转化，促进新陈代谢，增强内脏器官的生理作用，从而可以强身健体，延年益寿。手、眼、身是外部形体的三要素。眼为传心之官，精神看眼目。身包括躯干和下肢。武术的身法、腿法、步法均要由身来体现。身体内部气血运行顺畅则身体外部劲力通达，动作美观。外三合的锻炼必定影响内在的"精气神"，而内在的"精气神"也必然要通过手、眼、身体现出来。所以武术的习练要做到内与外的统一，二者不可偏废其一。

二是"精气神"在武术中表现为"形神兼备"。"形美感目，神美感心"，从这句话可以看出形与神的重要性。武术中形与神的表现是判定演练者技术水平高低的重要依据。形神兼备是练武者不断追求的一种境界。形是指习武者在演练中表现出来的起腾转合、伸张发放的动作招式；神是指演练者通过外部的形体动作所展现的一种思维意识和精神风貌。形与神相互影响、相互制约。二者相辅相成，形是神的外在表现，神是形的内在依托。张禄堂的《拳意述真》中讲道："神气圆满，形式虽方，亦能活动无滞，神气不足，就是形式虽圆，动作亦不能灵通也。"形是依赖于神而存在的，是神的外在表现。所以在武术练习过程中更应注重"精气神"这种内在的练习。在武术演练之时，不仅要展现出各个动作的准确和各个动作之间的协调连贯，还要展现出其内在的思维意识（攻防意识、技击意识等）。武术的"精气神"和文化底蕴就要在形与神的交流中展现出来。

三是"精气神"在武术中表现为"攻防技击"。武术其最根本的特性是它具有"技击性"。因此，不论是实战还是平时的演练都要展现武术的"攻防技击"的特性。拳理常教导我们："眼前无人似有人，眼前有人似无人。"这种攻防意识，可分为有意的和无意的。习武者通过不断地练习和对拳理的参悟，逐渐形成一种技击意识和攻防思维，这就是有意的攻防。当敌人出拳攻击，这种意识会使自己快速思考如何攻防。达到有意攻防后，继续不断练习提高，以至达到动作自动化阶段。当临阵对敌时，完全不用过多地思考该如何出招，就进行了快速的、无意识的攻防。这就类似于"精气神"当中的"识神"和"元神"。习武者的"精气神"与

"攻防意识"相互贯通，相互展现。

　　总而言之，精气神学说由于其纲领性、奠基性的理论价值，成为了中华文化的活水源头。不仅中医临床、中医养生受其滋养，其他的文化形式亦依托其养分而茁壮成长。充分发掘中医典籍、中医实践中的"精气神"，中华文化中的"精气神"，并活用在新时代的当下，对鼓舞人们积极拼搏、实现自身价值、达到身心的康健完满，有重大促进意义。

第五章　精气神学说在现代科学和
健康领域的探索与应用

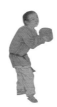

　　精气神学说是中医学中描述人体生命活动和健康状态的重要理论，涉及生命的本质和维持生命活动的基本要素。它所蕴含的古老科学智慧，正在被现代科学和健康领域逐渐解码和验证，以期揭示其在生命科学中的深层含义和应用潜力。

第一节　精气神学说在现代科学中的探索与研究

　　精气神学说源于中国古代哲学，它以独特的方式诠释人体的生命活动及其基本特征和一系列医学问题，是中医学认识人体生理状态、病理变化、健康养生和疾病形成规律的核心理论之一，亦是历代医家讨论和研究的重点之一。精气神学说在中医理论中取得重要地位并一脉相承地延续到今天，是东方传统文化发展的、历史的和逻辑的必然结果。然而，也正是由于传统文化羁绊，精气神理论概念较抽象，缺乏现代医学界可以接受的评价方法和技术标准，科学基础较为薄弱，故而也成为现代科学界质疑中医的焦点之一。随着现代生命科学技术的迅猛发展，如何在传承中医学理论精华的同时，利用现代科学技术的概念和范畴揭开精气神学说的玄秘面纱，探索与研究精、气、神的实质，是精气神学说进一步发展的重要推手，也是中医现代化的关键所在。

一、精

在中医学中，精是生命起源，即人体的精是指一种构成机体、维系人体生长发育和生殖的有形精微是人生命的本原。精一般又可分为先天之精和后天之精。

1. 先天之精

先天之精是构成胚胎的原始物质，为生命的基础。正如《素问·金匮真言论》："夫精者，生之本也。"《灵枢·决气》："两精相搏，合而成形，常先身生，是谓精。"《灵枢·天年》："人之始生，以母为基，以父为楯。"搏者，聚结之意；者，指生物借以传代的物质。也就是说男女两精聚集在一起，则构成了人始之胚胎，这就是中医所言之先天之精。

现代学者对先天之精的概念进行了深入的研究和探讨。如，有的学者认为先天之精是禀受于父母的生殖之精，即精子和卵子结合后的受精卵，受精卵即新生命的开始，是构成胚胎发育的原始物质。从现代组织胚胎学看，神经细胞是神经系统中结构和功能的基本单位，遍布于身体各个部位的组织和器官，把机体的各部分联系成一个有机的统一整体，主宰着机体的生命活动。正是由于神经细胞在机体生命活动调节中发挥着极其重要的作用，而且数量也不再增加，因此，中医学所说的"先天之精"可能指的是神经细胞和神经胶质细胞。

如，又有的学者认为全能干细胞（totipotent stem cell，TSC）蕴藏了全部先天之精，并将 TSC 及已发现的多种成体干细胞的功能，与中医"精"的繁衍生殖、生长发育、生髓化血等功能相比较，认为"精"与干细胞的基本属性较相似。"精"具有"纯净、纯粹"的内在性质，具有"凝聚、颗粒状、发光"的外形特征，又具有"生长、生育"的功能。

2. 后天之精

后天之精源于饮食水谷。是由脾主运化、胃主腐熟的功能而化生的精微，并转输到五脏六腑，使之成为脏腑功能活动的物质基础。脏腑之精充盛，除供给本身生理活动所需要的以外，其剩余部分则贮藏于肾，故《素问·上古天真论》："肾者……受五脏六腑之精而藏之。"中医所说的脾主运化、胃主腐熟的功能，实质就是指人们通常所说的消化系统的功能。因此，所谓后天之精，就是人体从饮食物中吸收的精华物质。所以有学者说，中医所说的后天之精，就是我们在新陈代谢过程中，从外界摄取的糖类、蛋白质、脂肪、维生素、核苷酸及矿物质等诸多营养物。

如，有的学者认为现代医学对内分泌激素功能的认识与后天之精的功能是完全一致的。因此，内分泌激素从宏观角度来看就是中医学所讲的后天之精，而后天之精从微观角度去认识主要就是内分泌激素。除内泌激素外，两性性成熟后产生的生殖细胞（精子和卵细胞）也属于后天之精中的生殖之精。

又，有的学者认为腺嘌呤核苷三磷酸（adenosine triphosphate，ATP）或许与后天之精的概念相近。ATP是一种高能磷酸化合物，当细胞进行各种活动需要能量时，又可磷化断裂一个高能磷酸键，以释放能量，来满足机体需要。ATP是细胞生命活动的直接供能者，在细胞内不断进行能量释放和储存。而所谓精，根据《现代汉语词典》的定义，"精"就是"提炼出来的精华"，那么ATP就是经过"谷"或食物提炼出来的精华，食物经过胃肠提炼出来的葡萄糖、氨基酸、甘油及脂肪酸，接着在细胞内生成丙酮酸，最后进入线粒体，通过三羟酸循环转变为ATP。所以从现代科学本质来看，ATP或许与后天之精的概念相近。

此外，除先天之精和后天之精的划分外，还有一些学者认为在分子生物学上，精的概念和范畴与基因组的功能密切相关，中医学的精的集中和综合表现就是基因组信息整体。经过核糖核酸（ribonucleic acid，RNA），将特定基因组信息转化为特定信息的蛋白组信息，基因组信息整体的功能状态及其气场，可以被认为即中医学所说的精。

二、气

在中医学中，气是生命活动的原动力。它有两层含义，既是运行于体内微小难见的物质，又是人体各脏腑器官活动的能力。因此中医所说的气，既是物质，又是功能。人体的呼吸吐纳，水谷代谢，营养敷布，血液运行，津液流润，抵御外邪等一切生命活动，无不依赖于气化功能来维持。《仁斋直指方》："人以气为主……阴阳之所以升降者，气也；血脉之所以流行者，亦气也；营卫所以转运者，气也；五脏六腑所以升降者，亦此气也。盛则盈，衰则虚，顺则平，逆则病。"气升降不止，出入不息，协调着人体内"精"与"神"的关系，从而维系着正常的生命现象。

有的学者认为人体中的气实质是蛋白质组整体功能的集中和综合体现。蛋白质组由基因组所演化而成，参加对机体的反应并不是单一的蛋白质，而是由基因组根据作用环境和时间而应激产生一系列蛋白质进行反应，即蛋白质组。而蛋白质组的总的功能状态或者气场即气。脏腑之气、经络之气等，都是基因组演化的蛋白质组与其他物质作用的结果；正气、病气等也与体内基因组、蛋白质组的功能状态有关；自然界环境对人体作用所产生的气是与具体物质对人体的作用有关。

又，有的学者认为，气是整体的，是物质与功能的统一，中医学的气不仅有生命物质的含义，而且也常常有功能的含义。但并不是认为除了物质性的气外，还存在一种非物质的纯功能之气。人体的脏腑组织的生理功能就是生命物质的气的功能表现，就是蛋白质组参与的功能体现。中医学的气是物质与运动、结构与功能的辩证统一。气就是物质功能的整体述说。

此外，还有学者总结气的实质是一个无限可分的、集物质、能量、功能、信息、生命密码等于一体的相互关联的混合统一体。如有人认为原始细胞可视为中医学中的原始之精，活动在原始细胞膜内外的带电离子可视为原始之气。从生物学角度来说，气是带电离子。有人认为气的实质就是生命现象的本质——新陈代谢，包括机体和各组织器官的物质代谢、能量代谢及伴随代谢所发生的生命功能。还有人从气与 Ca^{2+} 的生成来源、生理功能等方面进行深入探讨，认为气与 Ca^{2+} 无论在来源还是功能等方面上均有着诸多相似之处，有着密切的关系。但也不能片面地将"气"等同于 Ca^{2+}，它与 Ca^{2+} 以外的其他物质也有着或多或少的关系。

三、神

在中医学中，神是生命的体现，有广义和狭义之分。广义的神，是指整个人体生命活动的外在表现，如整个人体的形象以及面色、眼神、言语、应答、肢体活动姿态等。换言之，凡是机体表现于外的"形征"，都是机体生命活动的外在反映，也就是通常所说的"神气"。狭义的神，即心所主之神志，是指人的精神、意识、思维活动。这些活动都是由心所主，所以《素问·灵兰秘典论》曰："心者，君主之官也，神明出焉。"此外，中医学从整体观念出发，认为人体的一切精神意识思维活动都是脏腑生理功能的反映，故把神的活动分为5个方面，即神、魂、魄、意、志。《灵枢·本神》："所以任物者谓之心，心有所忆谓之意，意之所存谓之志，因志而存变谓之思，因思而远慕谓之虑，因虑而处物谓之智。"可见，此神"任物"则有意、志、思、虑、智之认知、思维过程，是形成聪明智慧的意识本源。神的这5个方面分属于五脏，即"心藏神，肺藏魄，肝藏魂，脾藏意，肾藏志"（《素问·宣明五气论》），统称为"五脏之神"。

神是人体的一种功能与作用。那么，神在人体内到底发挥着怎样的功能与作用呢？中医的神脱胎于原始的神灵观，因而，它也就不可避免地被打上了原始唯心主义哲学神灵观的深刻印记，概括说来，中医学所说的作为人体功能的神具有如下特点：其一，神是人体各种生命活动的主宰者、支配者，或者说神主宰和支配着人体的各种生命活动。其二，神看不见摸不着，无形无质，难以测度，但又客观存在。其三，神具有感性、灵性和知性的特点，即神具有感觉、对感觉做出反应以及有意识、有思维、有情感的特点等。由此可见，中医学所说的神就是具有以上3个特点的人体的功能和作用的总称。如果从现代生理学的角度来认识，不难看出，具有以上特点的人体的功能活动主要包括两个方面：一是人体生命活动的一种内在调节机制，二是人的精神意识活动。

关于神的物质结构，有部分学者认为，中医"神"的构成和功能显然与现代医学中的"神经"系统有本质内在联系，或者说中医的"神"主要是现代医学中的"神经系统"。

需要注意的是，精气神学说在现代科学中的探索与研究尚处于零散、片面、初级的阶段。现代科学的物质观是建立在结构决定论物质观基础之上，而结构决定论物质观的一个显著特点就是不断地"还原"，即将人们观察到的一切功能和现象都归结或还原到某一最小的结构单元上，并从这一结构单元上进行解释。例如把生命功能看成是由蛋白质或基因产生和决定的，无疑是西方科学还原论物质观在生命观中的体现。因此作为完全独立于现代医学理论体系之外的一种学说，想要套用现代科学的思维来系统解析精气神学说显然是困难的。或许，要理解精气神学说人们就不能简单囿于西方科学的结构物质观，而是应该思考如何转换一个视角、用另一种思维方式来重新审视什么是物质。

第二节 精气神学说在健康管理和生活方式中的应用

精、气、神为人身"三宝"，可分而不可离。精是生命产生的本原，气是生命维系的动力，神是生命活动的体现与主宰。精、气、神三者之间存在着相互依存、相互为用的关系。精可化气，气能生精、摄精，精与气之间相互化生；精能生神、养神，气能养神，精和气是神的物质基础，而神又统御精与气。正如《类证治裁·内景综要》所言："一身所宝，惟精气神。神生于气，气生于精，精化气，气化神。故精者身之本，气者神之主，形者神之宅也。"本节从饮食、运动、起居、情志四大中医健康基石入手，以马王堆医书为记载的养生保健原则和方法为参考，分而述之如何聚精、养气、存神以达到形神合一，维护人体的健康。

一、饮食调理

民以食为天，饮食调理是中医健康管理最常用的手段方法。而马王堆汉墓中出土的众多文物和丰富的饮食养生理念与方法，是古人智慧的食疗养生文化名片，亦是我国传承千年的食疗养生文化盛行的滥觞，其中五谷聚精、辟谷食气等方法更是与现代营养学的观念不谋而合。

（一）五谷聚精

饮食是人类赖以生存和维持健康的基本条件，是人体后天生命活动所需精微物质的重要来源。在中医学范畴中，精是禀受于父母的生命物质与后天水谷精微相融合而形成的一种精华物质，是人体生命的本源，是构成人体和维持人体生命活动的最基本物质。精的功能除了具有繁衍生命的重要作用外，还有濡养、化血、化气、化神等功能。聚精就是要求人们注重合理的膳食结构，讲究科学的饮食方式，正确地从饮食中摄取人体需要的精微物质，保持和促进身体的正常生长发育，使精气旺盛，脏腑功能协调，阴平阳秘，体质强壮。

现代营养学认为，人体对营养素的需要量是多方面的，单一食品不能满足人体对所有营养素的需要，同时，摄入的各种食物的性和味，又是相互关联和影响的，所以要满足人体对营养素的需要，就要尽可能做好食品的多样化和合理搭配。

而我国人民很早就认识到各种食物合理搭配的重要意义，中医称之为"谨和五味"。马王堆汉墓出土有稻、麦、黍、粟、大豆等谷物，梨、梅、杨梅、枣、甜瓜等果品；冬葵、芥菜、竹笋、姜、藕等蔬菜；牛、羊、猪、鹿、狗、兔等肉食品，可谓五谷杂粮样样俱全（图2-5-1）。《黄帝内经》也总结出"五谷为养，五果为助，五畜为益，五菜为充，气味合而服之，以补精益气"的膳食配制原则。"五味"，一是泛指所有食物；二是指食物的性味。所以"和五味"的含义也包括两个方面，一为多种食物的搭配，五谷、五畜、五果、五蔬等；二为食物的调和，辛、甘、酸、苦、咸。五味不可偏，不可过。"谨和五味"不但对于生理状态下人的五脏、气血等有益，而且在疾病状态下也有治疗作用。几千年来，这个原则一直作为中华民族膳食结构的指导思想，为保障我国人民的身体健康和民族的繁衍昌盛发挥了重要的作用近年来，这种膳食结构原则的科学性、合理性、先进性已逐步得到世界的公认，越来越引起世人的重视，这与现代医学把合理膳食作为健康"四大基石"中的第一基石的用意也有异曲同工之妙。

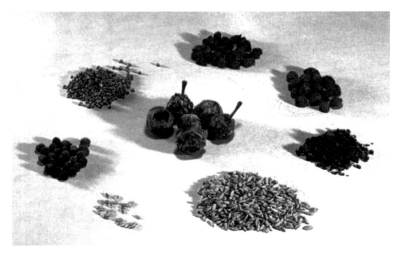

图2-5-1 马王堆一号墓出土竹笥所装食物

（二）辟谷食气

"辟谷"，又称却谷、断谷；"食气"，又称服气。所谓"辟谷食气"，就是不吃粮食，只吃某些植物，或什么都不吃，只靠呼吸空气来达到治病、健身或长生的目的。马王堆汉墓出土的《却谷食气》篇是探讨辟谷之道的早期文献，其后《史记》中记载留侯张良通过导引术实践辟谷，历代史书如《三国志》《梁书》《魏书》《隋书》《宋史》等也均有辟谷的相关记载，反映出古人，特别是贵族阶层对辟谷的深厚认同与追求。

辟谷的理论与实践，不仅在史书中得以传承，更在历代医家的著作中得以记录与发展。东晋的葛洪、南北朝的陶弘景、唐代的孙思邈等，均为辟谷养生的杰出代表。唐代司马承祯在《服气精义论》中深入阐述了辟谷的养生之道，并强调了"调身、调息、调神"为辟谷之核心。而《神气养形论》则进一步指出，辟谷的关键在于内敛心神、放空大脑、放松身体，以及采用腹式呼吸法。孙思邈在《千金翼方》中更是收录了54首辟谷方剂，详细描述了方药组成、剂型、服法及注意事项，为辟谷实践提供了宝贵的指导。

随着现代慢性疾病的增多，人们开始重新审视并关注辟谷的养生价值。现代学者提出的"柔性辟谷"，即采用特殊食品代餐的禁食疗法，已在实际应用中显示出降低体重、调节血压等显著效果。与此同时，国外的禁食疗法及能量限制与辟谷疗法在理念上亦有相通之处，均属于限制饮食疗法范畴。禁食疗法通过一定时间的空腹或极小量摄入食物与能量饮料，达到养生目的；而能量限制则是在现代营养学基础上，有计划地减少每日能量摄入。研究表明，这些疗法在慢性疾病防治上均显示出积极效果，其共同点在于强调食物总量的限制与生活方式的改善。

然而，需强调的是，无论是辟谷、禁食疗法还是能量限制，首先要在身体无病的情况下方能实行，有病则先要治疗自身原有的疾病使五脏气血宣通。在节食之前要"斋戒为先"，即使整个身心都处在清静无为的状态，调整心灵，逐步进入辟谷状态。

（三）食疗聚精

"食阴拟阳，稽于神明。"《十问》在开篇就提出通过服食滋阴之品来养阴扶阳，便可通达于神明。《五十二病方》记载了丰富的药膳学内容，为后世运用食物治疗疾病开辟了先河。食物是维持人体生命活动的必备条件，谷不入半日则气衰，一日则气少。因此古代医学大家莫不致力于食补的研究。食补法的应用，亦视脏腑之虚实，血气之亏损，以相应食物调配，以起到补益虚损之目的。饮食滋补方法有以下几种：

1. 平补滋养法

应用既能补气，又能补阴或补阳的食物，如山药、蜂蜜既能补脾肺之气，又能滋脾肺之阴。枸杞子既滋肾阴，又补肾阳等，这些食物适用于普通人群保健。

2. 清补滋养法

应用补而不碍胃，性质平和或偏寒凉的食物，常用食物有萝卜、冬瓜、西瓜、小米、苹果、梨、黄花菜等，以水果、蔬菜居多。

3. 温补滋养法

应用温热性食物进行补益的方法，适用于阳虚或阳气亏损，如肢冷、胃寒、乏力、疲倦、小便清长而频或水肿等患者，也作为普通人的冬令进补食物，如核桃仁、大枣、龙眼、猪肝、狗肉、鸡肉、鲇鱼、鳝鱼、海虾等。

4. 峻补滋养法

应用补益作用较强，显效较快的食物来达到急需的目的，此法的应用应注意体质、季节、病情等条件，需做到既达到补益目的，而又无偏差，常用的峻补食物有羊肉、狗肉、鹿肉、鹿胎、鹿尾、鹿肾、甲鱼、熊掌、鳟鱼、黄花鱼、巴鱼等。

二、运动调护

我国传统运动调护以马王堆导引术为代表，随后又有五禽戏、八段锦用以聚精、养气、存神以达到形神合一的导引功法不断流传，可谓承载着中华民族几千年的历史与智慧。导引既是传统的养生、保健之法，亦是治疗疾病的重要手段，无疑是中华文化瑰宝中的一颗璀璨明珠。早在先秦时期，导引便深受彭祖等寿星的青睐，成为他们追求长寿与健康的秘诀。历经两千多年的传承与发展，导引被医家和养生家所珍视，成为修炼身心的重要法门。特别值得一提的是，本土的道教更是将导引视作通往长生不老的密钥。

"导引"一词，最初在《庄子·刻意》中得以提及："吹呴呼吸，吐故纳新；熊经鸟伸，为寿而已矣。此导引之士，养形之人，彭祖寿考者之所好也。"它描绘了导引的核心理念：通过呼吸吐纳与肢体动作的结合，达到延年益寿的目的。

关于导引的解释，古籍中各有千秋。有的侧重于呼吸运动，认为导引是通过调整呼吸，将体内的恶邪之气排出体外，如隋代巢元方在《诸病源候论·白发候》中所引述。有的则注重肢体运动，认为导引是通过活动筋骨、伸展四肢，达到强身健体、消除疲劳的效果，如唐代王冰在《黄帝内经·素问》中的注解。

然而，更多的人认为导引是呼吸运动与肢体运动的完美结合。正如《庄子·刻意》中李颐的注解所言："导引就是'导气令和，引体令柔'。"这一观点在马王堆汉墓出土的《导引图》中得到了生动的体现。图中不仅描绘了模仿动物动作的呼吸与肢体运动，还展现了多种意念活动，如瞑目存想等。

"瞑目存想"是导引中一种重要的意念活动。据《道枢·修真篇》所言："存者，存我之神；想者，瞑见其形。"通过收心、闭目、意念集中于身体某一部位或自然界的美好景象，使人达到身心合一、神形兼备的境界。这种意念活动不仅有助于调节身心状态，还能辅助治疗疾病，如《道枢·中篇》中引述孙思邈的方法，通过意念之火攻击病邪，实现疾病的治愈。

综上所述，"导引"是呼吸运动、肢体运动和意念活动三者相结合的养生之道。它通过调整呼吸、活动筋骨、伸展四肢以及意念活动等方式，引导气血流通、调和脏腑功能、增强身体免疫力、预防和治疗疾病。在现代社会，我们更应珍视和传承这一宝贵的养生之道，让导引的智慧与力量继续造福人类健康。

三、起居调养

涉及日常生活方式的起居调养是中医健康管理最具特色的手段方法。而马王堆汉墓出土的竹简中提及的以房室养生、寒头暖足为代表的起居调养理念和方法，对精气神的保养有重要作用。

（一）房室养生

目前发现最早涉及房室养生的性医学书籍当首推马王堆医书，其《养生方》《合阴阳》《十问》《天下至道谈》等，都涉及许多有关性保健和相应的优生学、养生学内容，为我们提供了十分珍贵的第一手医学资料，从中可以窥见古代房中术的一斑。尤其是《天下至道谈》中"七损""八益"之说，是对我国房室养生学理论的重大贡献，也是"节欲保精"这一房室养生根本观点的理论源泉。从房室养生的角度来看，"节欲保精"的根本观点主要体现在以下几个方面。

首先，要行房有度。度，就是适度，即不能恣其情欲，漫无节制。不少养生家都主张成年之后当随着年龄的增长而逐渐减少性生活，至老年宜断欲。如《千金要方》："人年二十者，四日一泄；三十者，八日一泄；四十者，十六日一泄；五十者，二十日一泄；六十者，闭精不泄，若体力犹壮者，一月一泄。"对书中所述的入房次数，历代养生家多持赞同态度，不过有人主张"其人弱者，更宜慎之"。由于年龄不同，精力和性的要求有差异，因此不能超脱年龄和实际精力而意行事，否则就易戕伐身体、折人寿命。

其次，要合房有术。从医学和养生角度来讲，夫妻合房要讲究适当的方法。在这方面，过去一直被视为禁区，稍作议论被视为有伤风化。其实，夫妻间行房事顺应自然，合乎法规，讲究科学的方法，不仅能使双方得到性的满足，增进感情，更重要的是有助于彼此的身心健康，延年益寿。在竹简《天下至道谈》中，明确提出夫妇性生活应与气功导引结合起来，以收积气全神、延年益寿之效。

（二）寒头暖足

"寒头暖足"是我国古代医家倡导的一个重要的养气方法。所谓寒头，就是要保持头部寒凉，还应让头部尽量适应自然温度的变化，不要稍微有点降温、略有凉意就马上戴帽子、包围巾等。"暖足"则是要让脚顺应四时变化，及时"祛寒就温"。当夏天过去秋季来临时，就不要再穿凉鞋、拖鞋，而是应当穿上袜子和鞋，使脚经常处于温暖状态。

中医认为，从人体经脉和络脉的循行走向来看，人的阴精、气血特别是阳气，均上走于头面，人的五官也集中在头面部位，因此头面部的阳气最充足，功能最多，也最能耐寒，所以才会有"寒头"养生之理。《难经》也有"诸阴脉皆至颈、胸中而还，唯独阳脉皆上至耳目，故令面耐寒也"的说法。唐代名医孙思邈曾经指出，不论是多么严寒的冬天，不管卧室里气温多低，"头边亦不可安火炉"，否则易引起头痛、头晕或患上呼吸道等疾病。孙思邈还说"冬夜勿覆头，得长寿"。蒙头睡觉使得局部小环境的空气不流通，影响体内氧气供应，醒后易头晕、胸闷、乏力、精神不振等，还可诱发噩梦，同时也使头部温度过高而有害健康。

与"头为诸阳之会"相反，足部恰为阴气重地，足三阴经（分别指足太阴脾经、足少阴肾经、足阴肝经）均起于足。故有"阴脉者集于足下，而聚于足心"，因此"寒易从脚起"，"脚冷冷全身"。同时，中医基础理论认为"肾为先天之本""脾为后天之本"，所谓"本"就是生命的根本所在。这就明确指出了脾、肾在脏腑中的特别重要作用。药王孙思邈早就提出："每（年）八月一日已（以）后，即微火取暖，勿令下冷而无生意，常欲使气在下。"进入深秋季节后，就要特别注意足部保暖，老年人体质虚弱，可考虑用微火暖足，经常保持下肢阳气充足，对于预防疾病很有好处。而最好的暖足方法是用热水烫足。每晚就寝前用 40 ℃左右的温水泡足 20 分钟，水温低了就再加入一些热水，务必使水温始终保持在40 ℃左右。热水烫足具有促进气血运行、温煦脏腑、通经活络的作用，从而调节内脏器官功能，有效帮助入睡，提高睡眠质量，预防风寒感冒等外感病。

四、精神调摄

中医认为"得神者昌，失神者亡"。精神养生是指通过主动地修德怡神、积精全神、调气安神、四气调神等，保护和增强人的精神心理健康；通过节制、疏泄、移情、开导暗示等措施及时排解不良情绪，恢复心理平衡，达到形与神俱、尽终天年的养生方法。精神，是指人的内心世界现象，包括思维、意志、情感及其他各种心理活动。中医学将其统一归属神的范畴，认为形是神的物质基础，神是形的生命表现；强调神的主导地位，认为神为形之主，神可驭形。神不仅主导着人体的精神活动，也主宰着物质能量代谢、调节适应、卫外抗邪等脏腑组织的功能活动；只有在神的统帅下，才能保持机体内外环境的相对平衡，生命活动才能表现出整体特性、整体功能、整体规律。因此，中医养生学既重视养形，更强调养神，养神得当，则人体七情调和，脏腑协调，气顺血充，阴平阳秘，健康少病。正如《素问·上古天真论》所言，"恬淡虚无，真气从之。精神内守，病安从来"。

（一）积精全神

积精是指积累、固护人体的精气，使之充实；全神是指神志健全，精神活动保持正常状态。《灵枢·经脉》："人始生，先成精。"《素问·金真言论》亦指出："夫精者，身之本也。"说明精不仅是生命产生的本原，更是维持生命活动的重要物质。正因如此，人的精气充盈与否备受历代养生家重视。如张景岳在《类经》中指出："善养生者，必宝其精，精盈则气盛，气盛则神全神全则身健，身健则病少，神气坚强，老而益壮，皆本乎精也。"只有精气充盈，才能神气健旺，也才有延年益寿的希望。所以欲使神旺，必先积精，积精的重要性可见一斑。积精之法，明代袁黄在《摄生三要》中曾提出了寡欲、节劳、息怒、戒酒、慎味等基本方法。

（二）调气安神

调气安神，是指通过适当的方法调养人体之气，畅行脏腑气机，以增强五脏气化功能，进而调和五脏之神。孙思邈在《千金要方·养性》中曾单列"调气法"专篇，论述如何通过行气来调养精神，和畅情志。人体的气是不断运动着的具有很强活力的微物质，它流行于全身，无处不在，无处不有，时刻推动和激发着人体的各种生理活动。气的升降出入运动，是人体生命活动的根本，气的升降出入一旦停止，也就意味着生命活动的终止。故《素问·六微旨大论》："非出入，则无以生长壮老已；非升降，则无以生长化收藏。是以升降出人，无器不有。"因此气机运行是否处于常态，无不与人之生理功能、精神活动密切相关。积精所以全神，调气更能安神。

（三）四气调神

顺应四时气候变化规律，是养生的重要环节。春生、夏长、秋收、冬藏，是外在环境对人体影响的重要方面。四时对人的情志变化、气血的运行、脏腑经络的功能产生不同程度的影响，如《灵枢·五癃津液别》："天暑衣厚则腠理开，故汗出……天寒则腠理闭，气湿不行，水下留于膀胱，则为溺与气。"《素问·四时刺逆从论》："春气在经脉，夏气在孙络，长夏气在肌肉，秋气在皮肤，冬气在骨髓中。"换言之，人的脏腑活动必须与外在环境协调统一才能保持阴阳平衡，此乃中医学天人相应思想的重要内容。主动效法和顺应天地自然的变化规律，是养生的重要原则。精神意识作为人体内在脏腑活动的主宰，同样要顺应自然界四时气候的变化，以使精神情志适应自然界生、长、收、藏的规律，从而达到养生防病的目的。

（四）修德怡神

《礼记·中庸》载："大德……必得其寿。"唐代孙思邈曾明确指出："德行不充，纵服玉液金丹，未能延寿。"诸子百家均将修德养性列为摄生首务，可见其对人体健康所起的重要作用。从中医学来看，道德修养与脏腑阴阳协调具有内在联系，即《黄帝内经太素》所言。"修身为德，则阴阳气和"。"阴阳气和"即指阴阳和谐，可见德行高尚的人之所以能健康长寿，其秘诀在于"德全"能使人身心安详舒泰，阴阳之气平秘调和如此则体健寿长。因此养生调神应以修德为首务，修德则以修心为中心，修德养的过程是人与社会和谐互动过程中精神、情绪平适、安适的过程。

（五）调志摄神

人的情志又称情感，它是人在接触客观事物时，精神心理的综合反映。情志活动适度，调和而有节制，则有利于机体各脏腑组织生理功能的进行。正常人对外界刺激能作出适度和恰当的情绪反应，且开朗、乐观、愉快、满意等积极的情绪总是占优势，这是人类热爱生活的表现。但若因内、外因素影响而导致情志放纵、偏激，超过机体的耐受程度，扰乱并影响人体脏腑气机的正常运行时，小则引起功能失调，大则导致疾病发生，甚至危及生命，对人体的健康带来危害。验之临床可以发现，心理障碍和疾病往往是受外界刺激后不良情绪长期累积和持续发展的结果。因此当情志过激时，应及时通过主动的控制和调节，调志以摄神，避免不良情绪对人体内环境的进一步损害。

总而言之，精气神学说在中医健康四大基石中的应用，体现了中医理论的深刻内涵和实用价值。通过合理的饮食调理、运动调护、起居调养和精神调摄，可以保持人体精气神的和谐统一，达到健康长寿的目的。

第三节 精气神理念对心理健康和身心平衡的启示

一、健康亦需健心

健康是人民幸福生活的基础，是我们共同的愿望和追求。在人类发展的历史长河中，人们对于健康的认识伴随着生产力提高、社会发展以及医学进步而不断得以深化和完善。早在 1948 年，世界卫生组织就提出"健康是在躯体上、心理上和社会适应上的一种完善状态，而不是没有疾病与虚弱"。1984 年，世界卫生组织在制定的《保健大宪章》中再次指出："健康不仅是没有疾病和虚弱症状，而且包括身体、心理和社会适应能力的完整状态。"20 世纪 70 年代以来，随着生物医学模式不断向生物-心理-社会医学模式转变，心理健康作为健康的重要组成部分已成为大众共识，全面健康的概念已涵盖躯体健康、心理健康、社会适应良好、道德健康 4 个方面。

心理健康是人在成长和发展过程中，认知合理、情绪稳定、行为适当、人际和谐、适应变化的一种完好状态。个体的心理健康具体表现为 7 个方面，即智力正常、情绪健康、意志健全、行为协调、人际关系适应、反应适度、心理特点符合年龄。人们对于心理健康水平的追求具有高低层次之分。其中，低层次（或"消极"）的心理健康旨在维持个体的社会适应和心理平衡，内心没有严重的心理冲突，社会功能发挥正常，即没有心理疾病。而高层次（或"积极"）的心理健康不仅仅没有心理疾病，还能充分发挥个人潜能，发展建设性人际关系，从事具有社会价值和创造性的活动，追求高层次需要的满足，追求生活的意义，达到自我实现的人生状态。同时，心理健康并不是一种绝对、静止的平衡状态，而是一个动态、开放的转化过程。心理健康与心理不健康之间并没有绝对的界限，个体总是在平衡与失衡、冲突与恢复的过程中追求自身发展。心理健康的人在特别恶劣的环境下，也会出现某些暂时性的失常行为。因此，判断一个人心理健康与否，需要结合具体情境，从整体上去综合评估其经常性的行为方式。由于心理健康的个体往往心理调节能力较强，在应对压力、逆境等情境时能够更好地恢复。因此，我们倡导追求积极的心理健康，培养良好的心理韧性和心理弹性，促进个体更快地达到良好适应。

《国务院关于实施健康中国行动的意见》明确提出"实施心理健康促进行动"，要求到 2022 年和 2030 年，居民心理健康素养水平提升到 20％和 30％，抑郁症、焦虑障碍、失眠障碍等常见精神障碍和心理行为问题的患病率上升趋势减缓。身心健康全面发展是现代社会个体获得感、幸福感和安全感的首要保障和重要体现。因此，健康亦需健心，我们每个人不仅要做自己身体健康的第一责任人，更要做心理健康和身心平衡的维护者和促进者。

二、心理亚健康是现代社会的重大挑战

常言道：笑一笑，十年少；愁一愁，白了头。积极平衡的情绪是身心健康的有效保护因子，而焦虑、抑郁、紧张、压力、愤怒等消极失衡的情绪往往是疾病的源头。当前，我国正处于经济社会快速转型期，人们的生活节奏明显加快，竞争压力不断加剧，个体心理行为问题以及导致的社会问题引起广泛的关注，尤其心理亚健康已成为现代化进程中的人们所面临的重大挑战。亚健康状态是指人们在身心、情感方面处于健康与疾病之间的健康低质量状态与体验，是机体尚无器质性病变仅有某些功能性改变的"灰色状态"，其实质是疾病的潜临床或病前状态。处于亚健康状态的个体常常在躯体和心理上出现种种不适的感觉和症状，比如身体虚弱、易疲劳、活力减退、免疫力低下以及心理状况不良等。心理亚健康作为亚健康的一种分型，目前学界大多认为其是以情绪低落、心烦意乱、急躁易怒、恐惧胆怯和记忆力下降、注意力不能集中等心理症状为主，但尚未达到诊断标准的心理性亚健康状态，是介于心理健康与精神疾病之间的中间状态。在国外研究报道中，譬如"阈下抑郁""阈下强迫障碍"以及"慢性疲劳综合征"中的"精神疲劳"等类似概念，都与心理亚健康有着密切联系。

心理亚健康问题不仅关系到广大人民群众的幸福安康，也影响社会和

谐发展和国家的长治久安。2018 年发布的《中国城镇居民心理健康白皮书》表明，当前中国城镇居民中 73.6％的人处于心理亚健康状态，16.1％的人存在不同程度的心理问题，而心理健康的人仅为 10.3％。《中国国民心理健康发展报告（2021—2022）》显示，我国成年人抑郁和焦虑风险检出率达 10.6％和 15.8％，尤其青年群体（18—24 岁年龄组）抑郁风险检出率高达 24.1％。心理健康状态与躯体生理健康状态密切相关，《中国城镇居民心理健康白皮书》的数据还表明，躯体健康状况越差，心理问题发生率越高。被甲状腺结节、乳腺良性病变、子宫肌瘤、肥胖和失眠等问题困扰的亚健康城镇居民人群，这五类人群的心理亚健康比例在 54.7％—64.7％，心理问题发生率为 24.3％—37.3％。而肿瘤、脑梗死、心肌梗死、糖尿病、高血压、冠心病等城镇慢病患者中，抑郁、焦虑问题突出，约有 50.1％的人存在不同程度的心理问题倾向。因此，无论是对于健康人群、亚健康人群还是疾病人群，大力加强心理亚健康的预防与管理均具有重要的公共卫生价值，构成了当前老龄化社会健康治理的新议题。

三、精气神是心理健康和身心平衡的保障

虽然"亚健康"是随着当代医学对健康的深入认识而提出的新概念，但中医学早在两千多年前的《黄帝内经》就提出了"治未病"的思想。如《素问·四气调神大论》指出："圣人不治已病治未病，不治已乱治未乱。"这里所言"治未病"即是强调处于健康状态时就要坚持未病先防。在"治未病"思想的指导下，中医学形成了独具特色的养生保健理念与方法，旨在通过情志、饮食、起居、运动等各方面的综合调摄来达到增强体质、预防疾病、延年益寿的目的。中医学秉持形神合一、形与神俱的整体生命观，认为人的生命形体与精神心理的高度和谐平衡状态是维持生命活动的重要前提。因此，中医心理养生以中医的整体观念和形神理念为指导，结合现代心理学的思想，着重研究维护和增进身心健康的原则和方法。中医学认为，情志平衡则气血充盛、脏腑调和，而情志失衡则脏腑失调、百病丛生。因此，以有着"人身三宝"之称的"精气神"为核心，通过"聚精""养气""存神"加强心理健康养生保健，对于提升心理健康、增进身心平衡具有重要意义，应当成为加强心理亚健康预防与管理的

重要途径。

　　精气神是中医学中最基本的概念，被视为生命运动的三大基本要素，可以说人体生命运动过程就是精气神的运动变化过程。正如《灵枢·本藏》所言："人之血气精神者，所以奉生而周于性命也。"人的生命起源是"精"，维持生命的动力是"气"，而生命活动的外在表现则为"神"。精能化气、生神，是气与神的物质基础，精足则气充，气充则神旺。气能生精、化神，气足则精盈，精盈则神明。而神能驭气、统精，神明则气畅，气畅则精固。精气神学说始于西汉，发展于宋、明，备受医家和养生家的重视。马王堆医学养生文化作为后世养生学思想的源头活水，形成了"聚精""养气""存神"的独特养生理念，并从饮食起居、气功导引、药物养生、精神情志、房事生育等方面系统记载了西汉以前的养生保健理念及方法，对后世精气神观念在防病治病领域的广泛应用具有奠基作用。如《十问》曰"以精为充，故能长久"，明确指出养生要坚持养精、聚精才能长寿长生。

　　《养生方》中记载了不少益精的食疗与方药（图2-5-2），如"加"方和"用少"方都具有补益肾精的作用。《五十二病方》亦记载，采用益内之兰、白松脂制作散剂可补益精气，以白松脂、杜若等组成的益气补益

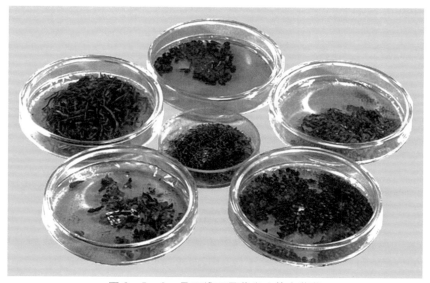

图2-5-2　马王堆三号墓出土的中草药

方能益精、明目、轻身。而关于养气，《却谷食气》篇记载了服食石韦养气等具体的食气养气法，还强调了四时食气的宜忌。《十问》还提出"食阴拟阳，稽于神明"的观点，主张服用滋阴的药物或食物来补益阳气。《导引图》作为中国传统气功导引的先驱，通过行气吐纳、器械操练、徒手运动等保健功法来养气存神。《十问》曰："神和内得，云（魂）柏（魄）皇□，五臧（藏）轺（固）白（薄），玉色重光，寿参日月，为天地英。"强调神和内得，精神和谐，就能精力充沛，内脏坚固健壮，容颜青春焕发，并且可以长寿，成为身体素质很强的人。这些都体现了马王堆医学深受中国古代哲学和当时社会文化思潮的影响，就精气神学说在养生领域的指导与应用积累了丰富的思想理念和实践经验。

精气神的相互依存和相互转化，本质上体现的是形与神对立统一的整体观。《黄帝内经》在长期医疗实践经验积累的基础上，通过对人体生理和病理状态的分析，用整体恒动观来阐明形与神之间对立统一的辩证关系，发展形成"形神合一论"。"形神合一论"强调"形为神之质"，即形质是神赖以存在的物质基础。而精为形之基，更为神之本。所以，精气充则形健而神足，精气亏则形弱而神衰，精气竭则形败而神灭。正如《素问·阴阳应象大论》所言："人有五脏化五气，以生喜怒悲忧恐。"正常的情志活动必须以五脏精气作为物质基础，可以说情志活动是脏腑气血功能活动的表现形式。而《素问·宣明五气论》曰："心藏神，肺藏魄，肝藏魂，脾藏意，肾藏志。"神、魂、魄、意、志虽然名称不同，但皆属人身之神的范畴。五神分属五脏，成为五脏各自生理功能的一部分，因此五脏皆可称为神之宅，或谓之"五神脏"。故明代张介宾在《类经·针刺类》曰："形者神之体，神者形之用。""神"实际上可理解为人体脏腑器官组织以"精气"为物质基础而进行正常机能活动的表现。反过来，"神为形之主"，强调的是神对形具有主宰性、决定性的作用，尤其表现在心神对脏腑的主导作用上。《素问·灵兰秘典论》曰："心者，君主之官，神明出焉。……主明则下安……主不明则十二官危，使道闭塞而不通，形乃大伤。"心神就像君主一样，统摄着五脏六腑的功能活动使之各司其职，维持机体的和谐统一。因此，人体的生理活动和心理活动都是统一在"心神"的主宰之下，神全则可调和阴阳、协调脏腑、和顺气血，保持健康和长寿。如果心神的调节作用太过或者不及，则会影响脏腑气血功能紊乱，从而发生相应的病变。五脏受伤后又会进一步波及心，使君主之官动摇不安，加剧心的病理改变。如病情继续发展，则可影响整个生命甚至形体衰亡。

"精、气、神"三者的相互转化和相互为用，是个体防病治病、保养生命、延年益寿的健康密码。显然，心理亚健康可归结为形神失调的一种早期表现，由于体内脏腑气血阴阳的长期失调导致心神失养、身心失衡，使得个体精神、情绪和行为发生异常，出现心慌、失眠、多梦、疲乏、易怒、注意力不集中等以心理症状为主的亚健康状态。因此，"聚精""养气""存神"是管理和预防心理亚健康，维持身心平衡的关键所在。

在现代科学和健康领域，精气神学说正经历着一场意义深远的解码和验证过程。随着现代生物学、神经科学、心理学等领域的发展，这一古老中医理论的核心概念正在被赋予新的科学内涵。精气神学说所蕴含的深层生命科学含义，逐渐在细胞的分子机制、人的意识活动，以及整体健康状态的维持中得到体现和认可。它不仅为我们理解人类生命的复杂性提供了独特的视角，也为促进健康、预防疾病、提升生命质量提供了宝贵的知识和方法。随着对精气神学说理解的深化，其在当代的转化和创新应用领域也展现出巨大的潜力。

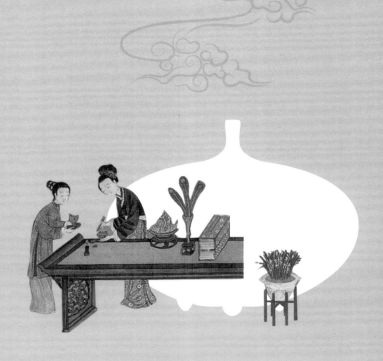

在中医学的薪火传承与不断演变的过程中，创造与创新始终是推动整个行业前行的灵魂动力。马王堆医学所蕴含的精气神学说，既是古代医学智慧的珍贵精髓，更体现着中华医学文化的深厚底蕴。然而，其价值绝非停留在古老经典中，而是与时俱进，与当代社会的需求和挑战相契合，不断融入现代医学实践、健康文化产业等领域，为当代社会的健康事业注入新的活力与智慧。

在当代医学实践中，马王堆医学精气神学说不仅为传统中医治疗方法提供了理论支撑，更为现代医疗技术的发展开拓了新的探索路径。其独特观念与治疗方法为现代医学实践提供了全新视角与方法论，促进了中西医结合的融合发展，推动了医学治疗模式的综合性进步。同时，在健康文化产业和社会生活方式领域，马王堆医学精气神学说也发挥着重要作用。随着人们对健康的日益关注，传统中医养生理念的重要性日益凸显，而精气神理论的独特视角则为人们塑造健康生活方式提供了指导与启示，激发了个体对健康的自我管理意识，推动了健康文化产业的繁荣发展。

因此，马王堆医学精气神学说不仅是封存于博物馆的古老中医文献，更是当代医学实践与健康文化产业发展的中流砥柱。它的不断创新与发展，为中医学的传承与创新注入了新的生机与活力，为现代社会的健康与幸福贡献了积极的力量。

第六章 创造性转化：从传统精气神学说到现代应用

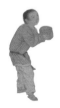

精气神学说是中医基础理论的基石之一。在中医学理论中，精、气、神是构成人体的精微物质，是人体生理功能的物质基础，三者相互依存、相互为用，形成了中医学特有的精、气、神学说。人体的功能正常，即是精、气、神三者协同合力的结果。对中医术语进行解释的根本障碍在于古今思维方式的差异，因此，继承发扬中医的关键就在于如何结合现代人的思维方式，使其得以创造性转化，并能够在全球范围内传播和发展。

第一节 传统精气神学说在当代医学中的转化与应用

西医学一直把体温、血压、呼吸、脉搏作为人的生命体征。这是从人的躯体是否存在的角度来看待生命体征的。西医关于生命体征的理论，对临床有效地保证人体活动功能的疾病治疗，无疑具有很强的针对性。但如果这是一个植物人，体温、血压、呼吸、脉搏等生命体征正常，而实际上根本不能参与正常的生命活动，那么这个生命体征正常的人，生存价值何在？中医学的精、气、神则是一切有形物质和无形物质的结合体，其出发点在于人体是否有质量和有价值地存在。体温、血压、呼吸、脉搏是微观的，有形的，看得见、摸得着。而精、气、神是宏观的，整体的，看不见、摸不着，就像人的生物钟。确切地说，祖国医学关于生命体征包括了宏观和微观两方面，研究的是宏观和微观的辩证关系。由此可知，西医关于生命体征的研究，更多关注的是生命体征的微观部分。

精，包括精、血、津、液，是人体中的重要物质。精禀受于先天，而由后天水谷之精气不断补给而成。气，包括宗气、营气、卫气，是一切器官的营养物质，又是一切器官的活动动力。神，是精神意识、思维、感觉和运动的主司，是生命活动的根本。精、气、神三者相互资生与支持。精充、气足、神全是人身健康的保证；精亏、气虚、神耗伤是人体衰老的原因。因此，精、气、神三者是生命有质量和有价值存在之根本。天、地、人，精、气、神。人的生命起源于精，生命的维持赖乎气，生命的现象乃是神。

一、传统精气神学说在诊断中的运用

以中医诊断学中的目诊为例。目乃人体五脏六腑之精气、全身经络之气血汇聚之处，亦是营、卫、气、血、精、神、魂、魄通行和寓藏之处，受五脏六腑、全身经络精气充养，如《灵枢·大惑论》曰"五脏六腑之精气，皆上注于目而为之精"，"目者，五脏六腑之精也，营卫魂魄之所常营也，神气之所生也"，"精之窠为眼，骨之精为瞳子，筋之精为黑眼，血之精为络，其窠气之精为白眼，肌肉之精为约束，裹撷筋骨血气之精，而与脉并为系。上属于脑，后出于项中"；《灵枢·邪气脏腑病形》曰"十二经脉，三百六十五络，其血气皆上于面而走空窍。其精阳气上走于目而为睛"。

通过观察眼睛可以了解脏腑精气情况，如《灵枢·大惑论》曰："目者，五脏六腑之精也，营卫魂魄之所常营也，神气之所生也。"五脏六腑之中，目与肝（胆）精气之间存在着更为紧密的关系，因此，可以通过目表现于外的状态推测内在肝（胆）的精气状态。同时肝（胆）精气的盛衰也会影响到目的功能，如《素问·金匮真言论》曰"东方青色，入通于肝，开窍于目，藏精于肝"；《灵枢·脉度》曰"肝气通于目，肝和则目能辨五色矣"；《灵枢·天年》曰"五十岁，肝气始衰，肝叶始薄，胆汁始减，目始不明"。此外，目与其他脏腑精气之间亦存在着关联性，如《素问·解精微论》曰："夫心者，五脏之专精也，目者其窍也。"因此，人体脏腑精、气失常，目失充养，往往亦会影响目之功能，如《灵枢·口问》曰"液竭则精不灌，精不灌则目无所见矣，故命曰夺精"；《灵枢·海论》曰"髓海不足，则脑转耳鸣，胫酸眩冒，目无所见，懈怠安卧"；《素问·阴阳应象大论》曰"岐伯曰：东方阳也，阳者其精并于上，并于上则上明而下虚，故使耳目聪明而手足不便。西方阴也，阴者其精并于下，并于下则下盛而上虚，故其耳目不聪明而手足便也"；《灵枢·决气》曰"精脱者，耳聋，气脱者，目不明"；《灵枢·口问》曰"故上气不足，脑为之不满，耳为之苦鸣，头为之苦倾，目为之眩"。

目乃精神魂魄通行和寓藏之处，人之精神，以目为主。神是脏腑精、气共同作用的结果，亦驾驭眼睛随人之精神情志状态而泣涕，如《素问·解精微论》曰："夫水之精为志，火之精为神，水火相感，神志俱悲，是以目之水生也，故谚曰：心悲名曰志悲，志与心精共凑于目也，……夫志悲者，恍则冲阴（脑也），冲阴则志去目，志去则神不守精，精神去目，涕泣出也。"所以，人之精神状态的判断主要赖于目诊，如《素问·八正神明论》曰"帝曰：何谓神？岐伯曰：请言神，神乎神，耳不闻，目明，心开而志先，慧然独悟，口弗能言，俱视独见，适若昏，昭然独明，若风吹云，故曰神"；《灵枢·癫狂病》曰"癫疾始生，先不乐，头重痛，视举目赤，……狂，目妄见，耳妄闻，善呼者，少气之所生也"。

二、传统精气神学说在防治亚健康中的运用

以疲劳为例。当人体处于疲劳状态，由于精气的消耗、匮乏、失调会引起乏力、懒言等躯体疲劳的症状，还会引起相应的神识功能减退，从而产生学习记忆能力减弱、注意力不集中、对工作的厌烦情绪等精神疲劳的症状。当人劳神过度，会在主观判断上对某一事物否定，或有付出与收入不成正比等负面认识，或长期从事单一工作而缺乏兴趣时，就会首先在思想上出现厌倦、懈怠。神怠则气缓，因此在相应事件的处理上会更觉得吃力且更易劳累，久之就会有疲劳的感觉。如清代陈士铎《辨证奇闻·虚损》曰："人有用心太过，思虑终宵，以至精神恍惚，语言倦怠，忽忽若有所失，腰脚沉重，肢体困惫。"

无论是由躯体疲劳引起精神疲劳，还是因精神疲劳引起躯体懈怠、疲倦，都是以气为中介而影响机体，发生作用。《古今名医汇粹》中就提出"凡脉见涩滞，多由七情不遂，营卫耗伤……在上则有上焦之不舒，在下则有下焦之不运，在表则有筋骨之疲劳，在里则有精神之短少"。因此，人体生命的旺衰、疲劳症状的有无主要由气所司，精是气的储备形式，而神是气的高级中枢。相应的，也就能指导干预治疗。比如，通过调气直接影响人的神识状态，进而有助于人体精神疲劳的恢复，如疏肝调畅气机可使人心情愉悦等。此外，还可以补气和调节气机为主，补气之虚则生命之能量足，生机勃发；调气之机，则气行顺畅，五脏六腑功能和顺，阴平阳秘。

三、传统精气神学说在治疗疾病中的运用

以肿瘤为例。肿瘤是机体在各种致癌因素作用下，局部组织的某一个细胞在基因水平上失去对其生长的正常调控，导致其克隆性异常增生而形成的新生物。一般认为，肿瘤细胞是单克隆性的，即一个肿瘤中的所有瘤细胞均是一个突变的细胞的后代。一般将肿瘤分为良性和恶性两大类，良性肿瘤一般称为"瘤"，恶性肿瘤来自上皮组织者称为"癌"，来自间叶组织者称为"肉瘤"。癌症是人类死亡的主要原因之一。尽管现代医学在癌症治疗方面取得了重大进展，但由于癌症的异质性、耐药性和治疗副作用等问题，现阶段的治疗手段仍存在局限性。中医学对肿瘤研究源远流长，在病理、治疗等方面积累了丰富经验。如《黄帝内经》提到了肿瘤病因为"邪气居其间血不反"，而邪气以寒邪为主，"寒气客于肠外……如怀子状，按之则坚，推之则移"。邪气所处部位不同则发为不同肿瘤，如瘤、骨疽、肉疽等，且首倡祛邪法则治疗肿瘤："坚者削之""留者攻之"。在此，本书仅从传统精气神学说角度切入。

精气神学说既可以从广义来理解，也可以从狭义理解。精即物质，气即功能，神则是人的主观精神状态。在临床过程中，如果单纯从狭义理解，精气神的意义相当于现代所说的生存质量，因为它们都不仅包括生理状况，还包括了人的心理和社会状况。肿瘤晚期患者姑息治疗的意义就在于为患者及其亲人获得尽可能最好的生命质量。提高晚期肿瘤患者的生存质量可以看作是对生命的尊重和维护，帮助患者以积极的态度生存，直至

生命的终结。在现代医学治疗肿瘤的过程中，患者的身心都受到不同程度的损害，例如手术之后的出血就是对人体精的损害，放化疗造成的口干、咽干也是对精的损害。放化疗之后出现的放射性肺炎、放射性肠炎等，导致器官的功能损害，就是对气的损伤。而在精和气都受损的情况下，患者的精神意志也会受到打击，加上病痛的折磨，死亡的恐惧，导致很多患者失去了战胜病魔的信心。以上这些都是对患者精气神的影响。总而言之，无论是在人体内不断地增殖扩散，还是在手术、放疗、化疗过程中，肿瘤本身及肿瘤的治疗过程都会造成人体精气神的损伤，使患者的生存质量大幅降低。

　　肿瘤治疗的逐步深入使人们也越来越意识到不仅需要综合治疗，同时也需要个体化治疗。晚期肺癌患者通过手术可以减少肿瘤负荷，但是损伤了人体的正气，所以术后多以阴阳两虚为主。放化疗虽然可以杀死肿瘤细胞，但是也损伤了人体的正常细胞，对人体的气血、津液甚至脏腑功能都有很大影响，所以化疗后辨证多以气阴两虚、气血两虚为主。可见，虽然现代疗法在疗效上起到积极的治疗作用，但是对人体的精气神造成了极为严重的损伤。中医认为肿瘤发病机制主要为正虚瘀结，且呈现病机的多样性。通过大量的临床实践观察到肿瘤患者大多有乏力、消瘦、食欲不振等正气亏虚表现，同时还有舌质紫暗、体内肿块等瘀血积滞表现，故一般肿瘤的病机可概括为正气亏虚、瘀毒互结，即正虚瘀结。在不同的阶段，其正虚程度有轻重，且有气虚、气血两虚、气阴两虚、阴虚内热等不同类型的正虚表现。瘀结也随着病情发展逐渐加重，且出现瘀血阻滞为主、邪毒积结为主、痰毒壅盛为主、毒热为主等不同邪实表现。通过不同的辨证方法，根据肿瘤发展的不同阶段，对人的生理和心理进行同步调整。通过扶正培本、解毒散结、祛痰化瘀、活血通络等治疗原则调整人体的阴阳，使人体阴阳达到相对平衡的状态，从而恢复患者的精、气、神，提高患者的生存质量，也就是"阴平阳秘，精神乃治"。

　　随着肿瘤的不断增长，肿瘤患者全身功能处于衰弱的状态。在这种状态下，如果一味地采用祛邪的方法要消除肿瘤，只会使患者更加虚弱。因此，中医在肿瘤的治疗中，提出了扶正就是祛邪的说法，这种思路正是基于《黄帝内经》中"正气内存，邪不可干"的理念。肿瘤病性多属本虚标实，其根本原因在于正气的不足。现代研究表明，大多数肿瘤患者存在先天免疫功能缺陷或后天失调，导致机体防御功能下降，对外来致病因子抵御不力，对出现的异己细胞（癌前细胞或个别出现的异己细胞）未能司其监视、排斥和歼灭的职能，最终导致癌细胞无限制生长而产生肿瘤。此外，西医的放化疗，杀死肿瘤细胞的同时也杀死了人体正常的细胞，无疑使患者抵抗力大大下降。精气神学说强调通过增强患者的正气，激发其自身抗病能力，治疗以"人"为中心而不是以"瘤"为中心。有研究表明，肺积宁方可以降低移植瘤组织内血管内皮生长因子（VEGF）蛋白的表达，促进肿瘤细胞核破裂，导致肿瘤细胞凋亡；同时，肺积宁方能通过提高脾和胸腺指数减轻化疗对小鼠免疫器官的损伤，从而维持正常的免疫功能。《伤寒论》："阴阳和者必自愈。"就是以患者自身的正气驱出外邪、治愈疾病。扶正为主的方法使患者正气旺盛，体力恢复，不但维护了患者的精气神，而且增强了其抗病的毅力与信心。

第二节　传统精气神学说在健康产业中的转化与应用

一、健康产业概述

21 世纪以来，随着医学模式由"生物-医学"模式逐渐演变为"生物-心理-社会-环境-工程"模式，现代医学理念也逐步由治疗疾病向预防疾病转变，由以疾病为中心向以健康为中心转变。健康产业的提出就是引导民众不仅要重视疾病和异常反应，还要关注躯体健康、心理健康、社会健康、智力健康、道德健康、环境健康等。近年来，国家鼓励并大力支持健康产业的发展，针对健康产业出台了多项政策文件，比如，《"健康中国2030"规划纲要》专设第六篇"发展健康产业"，从优化多元办医格局、发展健康服务新业态（包括培育有特色的健康管理服务产业、培育健康文化产业和体育医疗康复产业、大力发展中医药健康旅游）、积极发展健身休闲运动产业和促进医药产业发展（加强医药技术创新、提升产业发展水平）等方面提出要大力发展健康产业。《"十三五"健康产业科技创新专项规划》指出，健康产业是"为维护和促进健康的产业，涉及生命全周期和健康全过程的产品及服务"。同时，"健康产业也是发展健康事业的基础和保障，健康产业的创新是健康事业发展的重要推力，实现健康事业与健康产业的协调发展和相互促进是推进健康中国建设的必然要求和战略重点"。《"十四五"国民健康规划》从推动医药工业创新发展、促进高端医疗装备和健康用品制造生产、促进社会办医持续规范发展、增加商业健康保险供给、推进健康相关业态融合发展等5个方面提出要做优做强健康产业。从上述提法可以看出，健康产业基本包括了医药和医疗器械研发生产、非公益性医疗服务，以及健康产品、健身休闲、商业健康保险、健康旅游等相关行业领域。

中医药学拥有独具中国本土特色的健康理念和医学模式，通过整体观念、形神统一、辨体-辨病-辨证施治和"治未病"等核心思想，不仅在满足民众健康需求上做出了重大贡献，还促进了人体生命科学的研究和发展。并且，进一步影响了整个健康产业的格局以及推动医疗政策和经济的发展，使得中医药健康产业逐渐成为我国健康产业发展的重要引擎。目前，中医药健康产业已涉及第一、第二、第三产业，建立了独具特色的大健康产业链。从第一产业的药物栽培、种植和采收加工（图3-6-1、图3-6-2），第二产业的保健品、日化、药妆及新型健康保健器械的研发制造，到第三产业的健康管理、健康产品销售、健康服务和咨询集团等的兴起，都充分体现了中医药健康产业的全程性全产业链式发展态势。

二、传统精气神学说在健康产业中的运用

作为大健康产业中的重要组成部分，中医药本身就涉及许多与精气神学说密切相关的产业，如中成药、药酒、膏方、药膳等。它们在养生保健、抗衰老、治疗疾病等方面发挥着重要作用，同时也为国民经济的增长做出了巨大贡献。

从治未病角度出发，精气神学说在健康养生产业有很大的应用场景和价值。例如，《黄帝内经》曰"冬不藏精，春必病温"，其含义是如果在冬季不注重养生和藏精，那么到了春季，由于自然界阳气开始升发，人体新陈代谢加快，就很容易出现健康问题。冬季是一年四季中阴气最重的时期，人体需要更多的休息和营养来维持健康。如果冬季没有好好养生，没

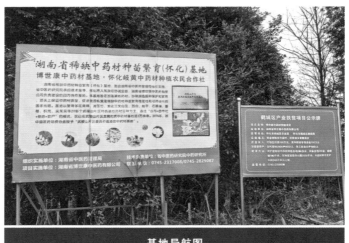

图 3-6-1　湖南省稀缺中药材种苗繁育（怀化）基地

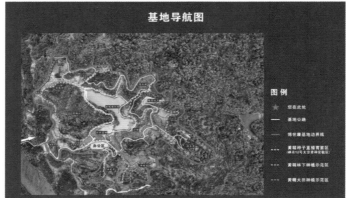

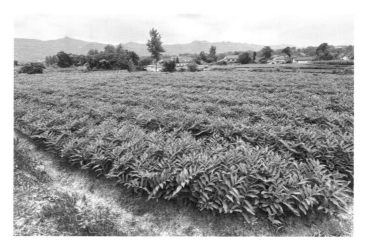

图 3-6-2　湖南省常德市澧县玉竹种植园

有把身体的精气藏好，那么到了春季，由于身体精气不足，就很容易生病。这句话强调了冬季养生的重要性，提醒人们应该在冬季注重休息和营养的补充，以确保春季的健康。古语说"三九补一冬，来年无病痛"即是此意。因此，可以在冬季开发一些适宜的针对性产品和保健方式，并形成精准个性化服务模式。

抗衰老方面，以中成药八子补肾胶囊为例（图3-6-3）。吴以岭院士认为衰老的病机是"肾精虚衰"，"元气亏虚"是衰老的关键要素，而"形神耗损"则是衰老的显著表现。"肾气盛则寿延，肾气衰则寿夭"（《医学正传》），"肾气绝，则不尽其天命而死也"（《中藏经》），均强调肾中精气的盛衰是影响人体寿夭的核心因素，故而肾精虚衰是衰老的根本。元气亏虚可导致气络络属调节、温煦充养、防御卫护、信息传导、自稳调控功能的失常，引发五脏六腑、四肢百骸全身性病理变化，成为百病

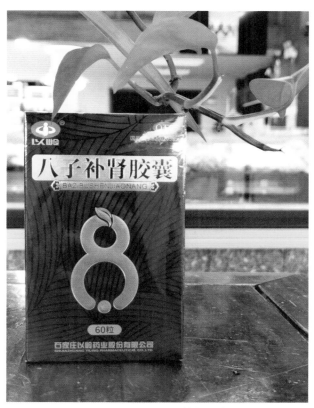

图3-6-3　八子补肾胶囊

之源，故有"元气流行者寿，元气滞者夭"（《医学入门》）之说。形神是生命的最终体现，"形存则神存，形谢则神灭"（《神灭论》），"精神之于形骸，犹国之有君也"（《养生论》），"无神则形不可活""神去离形谓之死"（《类经》），强调了形神相须不可离，形为神之物质基础、神为形之功能主帅。没有脱离形而单独存在的神，也没有脱离神而单独存在的形，张景岳明确指出"无形则神无以生，无神则形不可活"，"形者神之体，神者形之用"，"人禀天地阴阳之气以生，借血肉以成其形，一气周流于其中以成其神，形神俱备，乃为全体"。若形体离开神之功能的支配与调控则意味着生命的消亡。随着年龄增长，机体可出现肌肉萎缩、骨枯齿槁、活动不利、面色无华、皮肤皱褶、须发早白等外形早衰的表现。同时，脑髓渐空，脑神失用，表现出健忘痴呆、精力不济、神疲乏力、白天精神萎靡、夜间睡眠差等元神失养、识神过用等表现。

八子补肾胶囊以 8 种种子药滋肾填精为主，包括药用菟丝子、枸杞子、五味子、蛇床子、金樱子、覆盆子、韭菜子、川楝子。可谓药专力宏，正如《本草正义》言："凡子皆坚实，补五脏之阴而益精气，凡子皆重，益肾坚肾气。"地黄滋肾阴，淫羊藿、巴戟天、肉苁蓉温扶肾阳，以燮理阴阳，使阴阳相生，阳得阴助，生化无穷，阴得阳助，泉源不竭。方中配伍人参温扶元气，该药材在《神农本草经》中被列为上品，谓其"补五脏，安精神，定魂魄……开心益智，久服轻身延年"，为补肾抗衰老的代表性药物。更吸取叶天士用血肉有情之品补肾填精的经验，配伍鹿茸、海马，使补益肾精之效相得益彰。总之，八子补肾胶囊补肾填精、燮理阴阳、温扶元气以充养形神，既汲取了两千年来补肾用药经验之精华，又具有补精化气、补气化神、充养形神的抗衰老功效。

在防治系统衰老及衰老相关疾病方面，八子补肾胶囊对心血管系统、神经系统、骨骼系统、肌肉系统、生殖系统的功能减退及衰老相关疾病均表现出确切改善作用。在心血管系统方面，八子补肾胶囊通过雌激素受体依赖的抗炎、抗凋亡、调节脂代谢紊乱作用有效抑制卵巢切除早衰小鼠动脉粥样硬化斑块形成；减轻卵巢切除早衰小鼠心肌细胞线粒体损伤，改善心脏功能；减轻自然衰老小鼠心脏纤维沉积，改善心功能。在神经系统方面，八子补肾胶囊可有效改善衰老小鼠空间学习记忆功能，改善突触密度与可塑性，抑制小胶质细胞活化，下调衰老细胞标志物 p16 水平，上调增殖细胞核抗原（PCNA）蛋白水平，促进大脑衰老细胞清除；改善卵巢切除早衰小鼠认知功能，减少海马和皮层衰老细胞数量，促进神经再生。在运动系统方面，八子补肾胶囊可通过调节长寿蛋白 SIRT6/核转录因子-κB（NF-κB）/cathepsin K 通路改善早衰模型动物骨微结构，改善骨成分，增加骨弹性，提高骨强度；代偿性提高卵巢切除大鼠雌激素水平，调节骨代谢，维持钙磷代谢平衡，改善骨微结构，促进骨合成，抑制骨分解；改善衰老小鼠肌肉耐力、抓力及平衡力。临床研究证实，八子补肾胶囊可显著提高运动功能，有效缓解疲劳，增加肌肉、减少体脂质量、降低体脂率，维持运动耐力。在生殖系统方面，八子补肾胶囊可有效改善自然衰老小鼠睾丸生精细胞状态、增加生精细胞数量；提高早衰模型小鼠性激素水平，调节 SIRT6/p53 和 SIRT6/NF-κB p65 通路，改善睾丸形态和生精功能；提高去势大鼠副性器官指数，提高睾酮水平。临床研究证实，八子补肾胶囊可以有效提高阳痿患者血清睾酮水平，改善性功能。

在综合调养脏腑功能方面，以湖南古汉养生精为例。谈到马王堆古汉养生文化就必须提到《养生方》，它是一部专门记载养生保健医方的医学方书，是马王堆养生文化中一种更为具象，侧重经验传承的重要篇章之一。所记录的古医方主要用于滋补强壮，增强体力，发掘整理后可辨出的至少有 79 方，是我国有记载以来最早的一批养生学文献。因《养生方》的独特研究意义，自其被发掘以来便引起国内外众多著名中医学者的关注，而湖南省中医药研究院以其地理位置的优势获得机会对其进行深入研究。

从 1972 年开始，为了将《养生方》中的药方复原，湖湘中医名家李聪甫、刘炳凡、欧阳锜三位老先生不断向语言学家、历史学家求助，为了验证古方的效果，他们在图书馆里寻找渊源，并且还要结合自己的行医实践，想方设法进行验证。经过 13 年不懈地努力，到 1985 年，以马王堆汉墓出土的古汉医学典籍《养生方》为依据，还原《养生方》中"还精补髓"的遗意，取撷《周易》中"水火既济"、《黄帝内经》中"阴阳平衡"等思想，综合调养肾、脾、心脑，养足人体精气神，有祛病强身、延年益寿功效的千年古方得以"复活"。研制之初，因其功能特性，三老便将其方剂命名为"精气神三宝液",这也就是"古汉养生精"的前身。

1986年,时任衡阳中药厂厂长申甲球老先生用"三顾茅庐""程门立雪"的诚心和精神最终打动三老,获得"精气神三宝液"的秘方处方权,并在征得三老的同意下将"精气神三宝液"正式更名为"古汉养生精"(图3-6-4),寓意该方得到了马王堆古汉养生文化的精髓,其产品的配方及制备工艺被科技部和国家保密局授予国家级秘密技术。

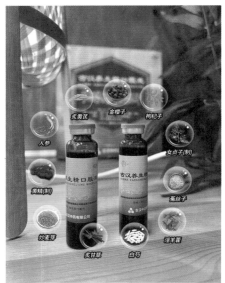
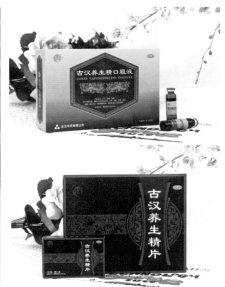

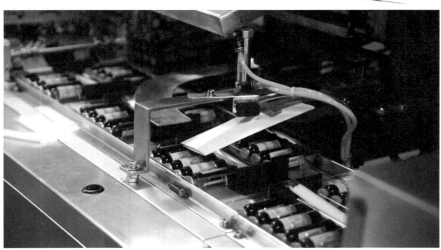

图3-6-4 古汉养生精

精、气、神三者之间既相互滋生，又相互助长。生命基础起源于精，生命活动有赖于气，生命现象表现为神。因此，精充可以化气，气足可以全神，神全则调和阴阳、协调脏腑、和顺气血，是人体健康的保障。反之精亏则气虚，气虚则神弱，神耗则器官衰弱、脏腑失调、病气毒邪无法宣泄。所以说，人体的健康离不开对人身精、气、神的保护和培养。《丹经》："欲得不老，还精补脑。"古汉养生精从精、气、神三者的相互依存的关系入手，药方科学配伍人参、黄芪、淫羊藿、黄精、枸杞子、菟丝子、女贞子等11味天然药食草本植物药材，组方平和，调养兼顾，阴阳相济，祛病延年，综合调养脏腑功能，全面填精、补气、养神、健脑，迅速补充人体精、气、神，提高人体免疫力和自然疗愈的能力。

第三节 传统精气神观念在文化领域中的转化与应用

文化领域涵盖范围广泛，如文艺作品、绘画、文创产品、电视节目传播、音乐创作、摄影、舞蹈、工业设计与建筑设计等，都可归为其中。根据我国《文化及相关产业分类（2018）》中的定义，文化及相关产业是"指为社会公众提供文化产品和文化相关产品的生产活动的集合"。范围包括"以文化为核心内容，为直接满足人们的精神需要而进行的创作、制造、传播、展示等文化产品（包括货物和服务）的生产活动，具体包括新闻信息服务、内容创作生产、创意设计服务、文化传播渠道、文化投资运营和文化娱乐休闲服务等活动；为实现文化产品的生产活动所需的文化辅助生产和中介服务、文化装备生产和文化消费终端生产（包括制造和销售）等活动"。文化领域中，传统精气神学说也能为其赋予新的活力与价值，从而为文化产业提供发展。限于篇幅，仅以茶文化和文化创意产品为例进行阐述。

一、传统精气神观念在时尚国潮茶文化中的创造性转化

茶是中国传统文化的重要组成部分，茶文化是一种深厚而古老的文化遗产，已经渗透到了中国人的生活方式、思想观念和审美情趣之中。

以茶饮新潮流品牌"茶颜悦色"为例，"茶颜悦色"是2013年创立

于湖南长沙的茶饮品牌，品牌倡导"新中式趣致生活"，不学英伦午茶、不做美国派、更不效仿日式茶道，只钟情于中国悠久的茶文化，专注做原创设计。将自身定位为古典国风的品牌形象，品牌 Logo 源自古典仕女图，由团扇、佳人、八角窗等传统中式符号组成。它的品牌 IP 形象打造立足于中国传统文化这个定位，在品牌设计中处处展现出中国传统文化元素，如绘画、文字、色彩、诗词等，展现出统一风格的中国美。这些都是传统精气神中"神"的体现，即精神和文化的核心。通过这些文化符号，品牌传递出一种典雅、内敛而又不失活力的东方神韵。

比如推出的"弗兰茶五彩系列"，以我国传统色彩观念中的"五色"为核心进行创意设计。我国传统色彩观中的"五方正色"，即赤、黄、青、黑、白。该系列包含高桥银峰、岳阳黄茶、桑植白茶、石门红茶、安化黑茶 5 种湖南茶叶，正好对应中国传统五色，外包装也与五色相互对应进行设计，宣传了湖南茶文化的五彩缤纷，同时也是对传统五色的继承与发展。这种设计巧妙地将传统色彩观念与现代包装设计相融合，是对精气神中"气"的现代诠释与转化。

中式古风茶饮的定位，以鲜明的中国风、传统文化元素进行差异化竞争；周边产品极富文化创意，增强用户体验；产品永久求偿权，为错误买单。概念店创新，文化创意、周边产品，顾客承诺都是茶颜悦色企业团队根据市场行情分析和市场环境分析得出的创新决策（图 3-6-5）。"茶颜悦色"以特色饮品、年轻受众、自定义、线上线下融合、创新营销和店面设计为特点，成为备受欢迎的茶饮品牌。它还将传统精气神观念与现代茶饮文化相结合，通过原创设计和国风形象，创造出独特的品牌文化。品牌不仅仅是售卖

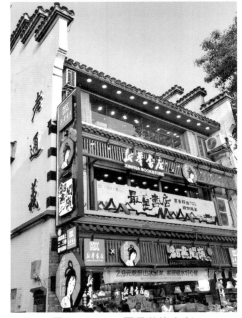

图 3-6-5　国风茶饮文创

茶饮，更是在传播一种生活态度和文化理念，这正是精气神观念在当代文化生活领域中的体现。

二、传统精气神观念在文化创意产品中的创造性转化

在当代文化创意产业的蓬勃发展中，传统精气神观念的创造性转化与应用成为了一种文化传承与创新的重要途径。特别是在现在各大博物馆推出的一系列文创产品中，我们可以看到这一传统观念如何被赋予新的时代内涵和表现形式，从而与现代消费者的需求和审美观念相契合。

湖南省博物院作为展示湖湘文化的重要窗口，其推出的文创产品深入挖掘了湖南的文化底蕴，尤其是将精气神观念融入设计之中。湖南省博物院的文创产品在品牌形象和文化 IP 的打造上颇具匠心。通过对馆藏文物的深入研究和理解，设计师们创造出了一系列具有湖湘文化特色的 IP 形象。这些形象不仅具有鲜明的地域特色，更蕴含着深厚的文化内涵，使消费者在使用这些产品的同时，能够感受到精气神的现代表达。例如，马王堆一号汉墓出土文物中有一件定为"国家一级文物"的药枕，名为"长寿绣枕"。药枕的主人辛追作为比司马相如更早时期的人物，可以判定这是我国目前所见到的最早的药枕。药枕出土于墓室的北边箱，为长方形，长 45 厘米，高 12 厘米。枕的上下两面用"信期绣"香色绢，两侧用香色红茱萸纹锦，枕的上下两侧都有用绛色镂钉成的四个十字形结，以便约束枕内填塞物（图 3－6－6）。枕因长期埋藏于墓中，有的部位已经腐朽开

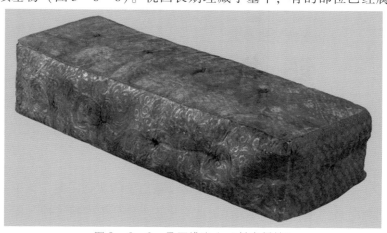

图 3－6－6　马王堆出土"长寿绣枕"

裂，在修复中发现枕内填塞物全部为佩兰。用这种草木做药枕，既有芳香化湿、抑菌消毒辟秽的作用，又具养血安眠的功效。科研人员从"长寿绣枕"中汲取灵感，并参考马王堆汉墓出土的医学文献，选取古代配方中具有安神助眠功效的草药研发了马王堆养生药枕。

马王堆养生药枕的开发，是传统精气神学说与现代科技结合的产物。在中医理论中，"精"是指维持生命活动的基本物质。一个合适的枕头，能够支撑颈椎，保持脊椎的自然曲线，有助于身体在睡眠中的自我修复和恢复"精"力。"气"是生命活力的体现，流畅的"气"能够促进身体各项功能的正常运作。药枕中草药的香气，通过呼吸进入人体，可以调和气血，促进"气"的流动，从而提高睡眠质量。睡眠是恢复"神"的重要方式。良好的睡眠能够安抚心神，使大脑和神经系统得到充分休息。药枕的使用，通过其草药成分的安神效果，有助于进入深层睡眠，达到养"神"的目的。这一项发明还获得了湖南省科学技术进步奖，充分体现了对马王堆医学文化的创造性转化（图 3-6-7）。

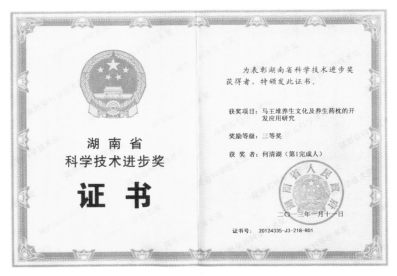

图 3-6-7　科技发明

此外，湖南省博物院还结合马王堆汉墓出土的文物图案设计了一系列文化创意产品，充分体现出汉代楚地文化艺术作品中的精气神（图 3-6-8）。马王堆汉墓出土的文物，如 T 型帛画、医书等，展现了汉代人对生命、宇宙和宗教信仰的深刻理解，对生命精微之处的探求和精致生活的追求；汉代文化中的云纹、神兽等图案，不仅具有装饰性，也蕴含着丰富的文化意义和精神象征；汉代的养生文化、对长生不老的追求，还体现了当时社会对生命活力的重视。通过这些文创产品，湖南省博物院不仅让汉代楚地的文化艺术作品得以在当代社会中展现其精气神，也为传统文化的传播和创新提供了新的思路。这些产品不仅是对汉代文化的致敬，也是对现代设计和生活方式的一种文化提升。通过文创产品，我们可以更好地连接过去与现在，东方与西方，传统与现代，让文化遗产活在当下，服务未来。

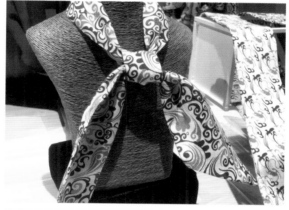

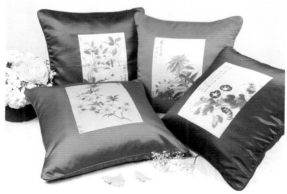

图 3 - 6 - 8　湖南博物院文创产品

在全球化的今天，文化创意产品成为了文化交流的重要载体。传统精气神观念的创造性转化，不仅有助于推动中国文化创意产业的发展，也为世界提供了了解中国文化的新视角。

第七章 创新性发展：前沿科技与精气神研究

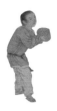

前沿科技与精气神研究的创新性发展是现代科学与传统中医理论相结合的体现。通过高科技手段对传统精气神理论进行研究和验证，可以更深入地理解人类生命活动的复杂性，为促进健康和防治疾病提供新的视角和方法。

第一节 基因组学、生物技术与精气神理论的结合

一、基因组学、生物技术和精气神理论的背景和发展

基因组学作为一门科学领域，专注于深入研究生物体的基因组结构、功能、调控以及表观遗传学等方面。其起源可以追溯到遗传学的初创时期，然而，基因组学在 20 世纪末至 21 世纪初经历了迅速的发展阶段。在 20 世纪初，孟德尔的遗传学研究为该领域奠定了基础，尽管当时对基因的理解主要停滞在表观遗传学的层面。中期，随着 DNA 结构的发现，克里克和沃森提出了双螺旋结构，为基因组学提供了关键的理论支持。到了 20 世纪末，基因测序技术的迅猛发展成就了人类基因组计划，该项目于 2003 年完成，标志着首次对人类基因组进行了全面解读。自 21 世纪初以来，基因组学技术持续进步，高通量测序技术的问世使得大规模基因组测序变得更加经济和迅速。此外，新技术的涌现，如单细胞测序和表观基因组学等，为基因组学的研究提供了更为丰富的内容和方法。这一系列创新

推动了基因组学的发展，使其在科学研究和医学领域发挥了越来越重要的作用。

生物技术是应用生物学原理和方法进行产品和应用开发的技术领域，其发展历程可划分为以下主要阶段。初期，人类通过传统的农业和畜牧业实践，进行选择性育种，开展基本的生物技术应用。到了 20 世纪中期，DNA 技术的推动促使了生物技术的显著崛起，其应用范围扩展至医学、农业和工业等领域，首次涌现出基因工程技术。而在 21 世纪初，基因编辑技术（如 CRISPR-Cas9）的问世为基因组的精准编辑提供了可能性，为治疗遗传性疾病、改良农作物等领域提供了强有力的工具。近年来，合成生物学和合成基因技术的迅速发展使科学家能够精心设计和合成生命的基本组成部分，从而探索全新的生物技术应用。这一系列的创新推动了生物技术领域的不断拓展，为科学研究和应用提供了更为广泛和深远的发展前景。

精气神理论是中医学的核心概念之一，反映了古代医学对生命和健康的独特理解。精气神理论融合了道家和儒家的哲学思想，认为人体内有精、气、神等，三者相互关联，维系生命和健康。《黄帝内经》作为中医理论的基石，详细论述了精、气、神的概念，认为精、气、神三者是人的生命之根本，强调人体的生理、病理与心理的统一。人的生命起源是"精"，维持生命的动力是"气"，生命的活动是"神"的体现。精充气就足，气足神就旺；反之，神旺说明气足，气足说明精充。中医评定一个人的健康情况，或是疾病的顺逆，都是从这三方面考虑的。因此，养生保健调养精、气、神，以维护三者平衡，从而达到身心健康的目的。随着中医传承创新和现代科学技术的发展，一些研究通过解释精、气、神的生理和物质基础，以促进中医理论的现代化应用。

通过探讨基因组学、生物技术与精气神理论的融合，以更全面地理解生命的本质和健康的维持，以寻求整合性的医学和健康理念，从而在现代医学和健康领域中寻找更综合、个性化的方法，促进人类的全面健康。

二、基因组学、生物技术和精气神理论的联系

（一）基因组学与精气神理论的联系

基因组学通过对基因组中遗传信息的系统研究，提供了解释个体在基

因水平上差异的科学框架。这些差异包括单核苷酸多态性（SNP）、插入/删除等变异类型，以及复杂结构变异如基因重复、缺失、倒置等，以及基因的表达水平和模式的差异，即基因在细胞中的转录水平。精气神理论则是中医学中的核心概念，关注身体的精、气、神等多方面的平衡。尽管这两者属于不同的学科体系，但通过对个体在基因水平上的差异的研究，我们能够深入理解人体生理、心理和精神多样性。

基因组学的研究揭示了人类在基因水平上的遗传差异，这些差异与中医理论中的体质学相关。体质指的是个体在先天遗传上的差异，可能与特定基因型或表达型相关。一些研究也发现特定基因与个体的心理状态相关。在精气神理论中，精神层面与"神"有关。因此，基因在调控心理健康方面可能与精气神理论存在一定的关联。精气神理论中"气"设计身体的能量平衡，而一些基因通过调控能量代谢过程，如线粒体功能和糖代谢，可能与个体在精气神层面的表现相关。个体差异在应激反应中可能有所体现，而一些基因与应激反应的调控有关。精气神理论中"神"部分可能受到应激的影响，因此基因在这方面的研究也与精气神理论相关。这些发现表明，基因组学与精气神理论的结合为深入探讨个体差异在生理、心理和精神层面的表现提供了独特的途径。

（二）生物技术与精气神理论的联系

生物反馈技术以测量身体生理指标如心率、呼吸频率和皮肤电活动等为基础，通过实时监测、分析和反馈这些生理数据，使个体能够主动调整其生理过程。该技术的应用通过提供即时的生理信息，帮助个体调节心身平衡，以促进身体和心理的协调。举例而言，通过生物反馈技术进行呼吸调节和心率变异性训练，个体能够更有效地管理应激反应，降低紧张度，从而达到心身平衡。生物技术的应用有助于调整生理功能，包括改善睡眠、降低血压、增强免疫系统等，从而促进整体身体健康。

在精气神理论的指导下，生物技术的应用不仅仅影响生理功能，还可深刻地影响神经可塑性，进而产生积极的影响。神经可塑性指的是神经系统对外界刺激和经验的适应和调整能力，与精气神理论中的"神"密切相关，强调个体在心智、认知和情感方面的适应与调整。在此框架下，脑机接口技术成为一项关键技术，通过将人脑与计算机系统连接，实现大脑与外界信息的交流。通过神经接口设备记录大脑活动，个体能够通过意念来控制外部设备，直接参与调节思维和意识状态。脑机接口技术的应用有望通过学习调节大脑活动，培养更积极、平和的心态，进而影响神经可塑性的方向。

神经反馈与认知训练作为生物技术的重要组成部分，同样在精气神理论的指导下发挥作用。通过监测大脑活动并将信息反馈给个体，神经反馈技术可用于认知训练，帮助个体调整注意力、情绪等方面的神经活动。此过程通过提高对自身心理状态的感知和调控能力，有助于培养积极的认知模式和情感状态，符合精气神理论中心智和意识的调整原则。因此，神经反馈技术与认知训练在促进个体心理健康和整体平衡方面具有潜在价值。

通过结合现代基因编辑、生物技术和传统的中医精气神理论，有望开辟一条更加个性化和综合的治疗路径，为患者提供更好的健康服务。在将精气神理论引入基因编辑、生物技术的应用中，需要注意的是，这是一个复杂而深刻的领域，伦理、法律以及社会文化的因素都需要被充分考虑。

三、基因组学、生物技术和精气神理论结合的未来展望

通过学科间的协同合作，将基因组学、生物技术以及精气神理论融入医学实践，可为未来医学提供更为全面且个性化的治疗策略。基因组学为精准医学的演进提供了基础。深入了解个体基因信息使医学能够更为准确地预测患病风险，并制订定制化的治疗计划，致力于实现精准医学的理念。基因编辑技术为治疗遗传性疾病、调控基因表达、优化器官功能提供了新的工具。当其与精气神理论相结合时，有望更全面地考虑个体的身心健康状况，推动基因编辑技术在医学领域的广泛应用。生物技术和神经科学之间的跨学科协作也可使神经可塑性的理解更加深入。这有助于创新治疗手段，直接影响神经系统的功能，从而改善心理健康和认知能力。营养学与基因组学的融合为制订个性化膳食方案提供了科学依据。透过了解个体对各种营养物质的需求，可以更为精准地调整膳食，有助于促进健康管理和疾病预防。精气神理论与心身医学的结合强调了身体与心理之间相互影响的关系。通过整合生物技术，未来医学将能够更为全面地研究和治疗身体与心理相关的疾病，以促进整体健康的实现。

跨学科的协同合作为医学领域带来了新的机遇和挑战。通过将基因组学、生物技术以及精气神理论融入医学实践，未来医学将能够提供更为全面、个性化且有效的治疗策略。这不仅有助于提高疾病治疗的成功率，还能促进个体的整体健康和生活质量。随着科学技术的不断进步和医学理念的更新，我们有理由相信，未来的医学将更加以人为本、精准高效。

第二节　现代心理学与精气神学说的交叉创新初探

当前，心理亚健康发生率高，影响群体广泛，对快节奏下的人们的身心健康造成很大的威胁，成为现代心理健康服务面临的重大问题和挑战。建立在传统精气神学说基础上的心理养生理念与方法，有别于现代心理治疗直接从观察到的认知、情绪、行为等方面的症状入手进行干预，而是立足精神意识思维活动的物质本原和生理机制去改善和调节内在的脏腑功能。这种"治病求本""身心谐调"的特色理念与方法，对于改善现代人的心理亚健康状态，加强心理问题和心理疾病的防治具有借鉴意义。下面将围绕精气神学说在心理亚健康形成机制、治疗理念和调摄方法等方面的应用和启示，结合现代心理学在相关领域的研究和突破，尝试探讨现代心理学与精气神学说交叉创新的现状与前景。

一、聚精乃心理亚健康调摄的基础

人们常说"精神抖擞""精神焕发""聚精会神""精神健旺""精神矍铄"等，这都体现出精与神之间有着密切的联系。作为一种极为宝贵的精微物质，精是五脏功能活动的物质基础，故《素问·金匮真言论》曰："夫精者，身之本也。"《灵枢·本神》曰："两精相搏谓之神。"阴阳两精相互结合而形成的生命活力即是神，这表明先天之精是神的物质基础。而《灵枢·小针解》曰："故神者，水谷之精气也。"指出脏腑的后天之精亦是濡养神的重要精微物质。人体脏腑精气的盛衰表现于外，不仅影响我们的面色、舌象、眼神、动作等形体生理特征，还将使个体的精神、意识、表情、语言、思维以及反应能力等心理活动方面发生相应变化。正所谓"喜为心志、怒为肝志、思为脾志、悲为肺志、恐为肾志"，情志活动是脏腑功能活动的表现之一。心理亚健康所表现出的认知、情绪及意志行为等各方面的功能减退乃至异常状态，即是内在脏腑精气虚衰的重要信号和典型表现。因此，《素问·上古天真论》主张"积精全神"，即积累、固护人体之精气才能保持精神意识思维活动的正常。而明代张介宾在《类经·摄生类》中曰："善养生者，必保其精，精盈则气盛，气盛则神全，神全则身健，身健则病少，神气坚强，老而益壮，皆本乎精也。"这表明保精、聚精是身心健康的基础和根本。

所谓"聚精"，即是要善于养精、积精、全精，尽量减少精的耗损，以便于充养和固护脏腑之气，进而维持良好的生命机能，即表现出"得神""神旺"的健康状态。马王堆养生文化提出了一系列"聚精""全精"的方法，如《天下至道谈》中的食养生精、房中守精的聚精理念，以及《养生方》中也记载了诸多药食养精的方剂和食疗以补益阴精。《天下至道谈》："凡彼治身，务在积精。精赢（赢）必舍，精夬（缺）必布（补）。"主张养生的最大要务就是积蓄人体的精气，阴精盈泄要有时有节，精盈则泄，精缺则补，不要提前或过度损耗。而《十问》："心制死生，孰为之败？慎守勿失，长生累世。累世安乐长寿，长寿生于蓄积。"强调要管理心念，节欲保精才能长寿。而《养生方》则记载，用美洛（酪）、天牡（桃李花）、桃、牡缕首（蝼蛄）渍巾外用而养内，可益精强身而祛病。《十问》还提出了"治气抟精"的方法，即通过呼吸吐纳的导引功法来凝聚精气，"故善治气抟精者，以无征为积，精神泉溢，吸甘露以为积，饮瑶泉灵尊以为经，去恶好俗，神乃溜刑。"善于导引聚精的人通过吮吸清晨草叶上甘甜的露水来蓄养元精和血气，经常饮用清冽的泉水和美酒，并且戒忌恶行、多行善事，培养良好的行为习惯，这将使他们一看上去就精力充沛、精神焕发。

中医强调节欲保精、护养真气、积精全神，尤其重视保养肾精。而现代医学和心理学针对"肾藏精"与认知、情绪等精神心理活动之间的关系及作用机制，开展了大量理论和临床研究。比如早期研究中王米渠教授带领团队进行了"恐伤肾"的遗传行为实验以及恐惧的功能基因组研究，探索恐惊母代损及子代造成先天肾虚证，寻求其发病的功能基因并研究证的分子生物学机制。近年来亦有不少研究基于分子生物学探究孕期"恐伤肾"对子代老鼠情绪、学习记忆以及肠道菌群等方面的影响，力图为"恐伤肾则精却"致子代认知及情志功能异常的预防、诊断和治疗提供依据。当前，基于"肾脑相济"理论探究脑卒中后抑郁伴认知功能障碍的发生机制及干预方法也成为研究关注的热点。中医认为肾精亏损是脑卒中后抑郁症发病的基础，因肾精亏虚则髓海不足，神机失用，脑的形态结构与功能受到影响，脑髓渐空则表现出记忆力衰退、行动迟缓、判断力下降等现象。国内外多项研究表明，肾精亏虚将影响脑的形态和功能，如慢性肾病患者中广泛存在痴呆、腔隙性脑梗塞、认知功能障碍和脑白质病变等脑部疾病。肾精亏虚还可影响脑内神经递质代谢，导致纹状体、中脑、下丘脑中多巴胺转换显著减少，影响了大脑的学习、记忆功能。而多项关于补肾中药（包括复方、单味药以及中药单体）对脑的调控作用与药理机制的研究则表明，其可通过不同通路和机制对大脑神经元起到保护作用。因此，填精补肾法、益肾填髓法等也成为临床上治疗卒中后抑郁的常用方法。一些临床研究报告亦表明，对于那些素体亏虚或病程迁延的焦虑症、抑郁症患者，采用补养心气、益肾填精、安神定志之治法改善症状较为明显。可以说，肾与脑的升降互济关系为心理健康的维护以及抑郁、焦虑、失眠等常见心理疾病的治疗提供了广阔的思路。而心理亚健康所出现的记忆力下降、焦虑、抑郁、恐惧等认知及情绪功能的轻度失调，亦可通过运动保健、食疗补肾、药物调养等多种保养肾精的方式来加以调摄。

二、养气乃心理亚健康调摄的关键

气是推动和调控脏腑生理机能的动力，人体的呼吸吐纳、水谷代谢、营养输布、抵御外邪等无不依赖于脏腑气机的升降出入活动。人的精神情志活动也离不开脏腑气机的调畅，只有脏腑功能正常，才能化生气血滋养五神。正如《灵枢·平人绝谷》曰："故气得上下，五脏安定，血脉和利，精神乃居。"正常人由于一身之气上下畅行，五脏功能正常，血脉调和通畅，精神才得以健旺。《素问·生气通天论》曰："阳气者，精则养神，柔则养筋。"这表明人体阳气可养神，使神气精明、头脑清晰。如果脏腑气机失调，则可能导致个体精神情志活动发生异常变化。如《灵枢·本神》曰"肝气虚则恐，实则怒"，一旦肝气虚弱，我们就容易产生担心、害怕、恐惧的情绪，做事也变得犹犹豫豫，优柔寡断。相反地，如果一个人肝气过盛、升发太过，导致肝气上逆，血随气而往上冲，就会出现面红目赤，甚则头痛眩晕，同时变得善怒、脾气很大。又如"心气虚则悲，实则笑不休"，生活中有的人可能容易多愁善感，经常悲伤和哭泣，有可能跟心气虚有关。而心气过盛乃至形成心火亢盛，扰乱了心神，那就可能导致喜笑无度乃至癫狂。形病则神病，而神病形亦病。"七情内伤"反映的即是持久过激的情志也会影响脏腑气机运行，致使气滞不行、气机紊乱或气机升降反作，可直接伤及脏腑或导致精血亏损。正如《素问·举痛论》所言："百病生于气也。怒则气上，喜则气缓，悲则气消，恐则气下……惊则气乱……思则气结。"这就具体阐释了不良情志对脏腑气机运动的影响。心理亚健康可表现出"七情五志"方面的太过或不及，究其本质也是脏腑气机紊乱的外在表现。或因心肝血虚，气机失于调达，导致焦虑不安、急躁易怒；或因肺失宣降，气闭于内，又心气低沉，出现抑郁不发、情绪低落；或因脾亏继肾，意志不坚、处事寡断、恐惧不解，等等。宋代养生经典《寿亲养老新书》曰："人由气生，气由神往，养气全神可得其道。"由此可见，通过"养气""护气"来达到或恢复"全神"的状态，是心理亚健康调摄的关键。

马王堆医学思想蕴含着丰富的"养气""护气"思想及方法，其中《却谷食气》篇是我国现存最早记载辟谷食气术的著作，《导引图》是我国现存最早的气功养生文献，而《脉法》则是最早提出人体气脉关系的脉学理论医籍。这些珍贵的出土医书都表明"养气"在马王堆医学养生文化中居于十分重要的地位。《却谷食气》篇提出了食气养气的具体法则为"食气者为呴吹，则以始卧与始兴"。同时，介绍了辟谷食气者需服用石韦，并根据月的盈亏规律来进行增减，出现头重脚轻、肢体发痛等不适时则通过气功调息来缓解。《十问》中还列举了四季食气的时间禁忌，以及主张食气的原则宜深而缓慢。从《导引图》可窥见，我国到了秦、汉时代就已经有了较为完备的导引锻炼方法，既有伸屈俯仰的引体，也有或吟或息的导气，乃至存想的行气、肢体的按摩。《脉法》确立了"治病取有余而益不足"的虚实补泻原则，并指出"圣人寒头而暖足"，即是要根据人体阳气和阴气在经络中的循行规律来养气、护气。而《十问》强调，"接阴之道，必心塞葆，刑（形）气相葆"，主张房室养生需坚持精神内守，形体与气机相协调，才能延年益寿。祝由是通过"移精变气"来调摄身心、治疗疾病的一种方式，即通过转移精神和注意力来达到改变脏腑气机紊乱的目的。马王堆医书中载有祝由方 40 多条，主要集中在《五十二病方》《养生方》《杂疗方》《杂禁方》四篇医书当中，也可视为其"养气"思想的特色组成部分。

气功导引作为一种形气神兼养的心身锻炼方式，以调心、调息、调身为手段，通过改善人体整体功能状态以获得疗效。气功锻炼中的调心是意识状态的调控，调息是呼吸的调控，调身是姿势、动作的调控，其中"调心"是核心。已有研究表明，八段锦、五禽戏、六字诀、马王堆导引术等健身气功可缓解慢性疲劳，舒缓紧张、焦虑、抑郁等不良情绪，目前被广泛应用于正常群体的健康促进以及临床患者的身心康复。比如，太极拳、八段锦等功法锻炼被列入新型冠状病毒感染的防治和康复方案当中。江西方舱医院即通过分层施教太极六气功法和呼吸吐纳功法等措施，有效帮助患者愉悦心情、减轻焦虑。多项研究显示，八段锦配合药物干预，可改善原发抑郁障碍、焦虑障碍的抑郁、焦虑症状，亦可改善不同慢性非感染性疾病共病抑郁、焦虑患者的情绪状态和生活质量。而一项关于 2011—2019 年国内中医干预心理亚健康研究的文献计量学分析显示，在涉及的 13 种干预措施中排在最前面的是八段锦和百合地黄汤。马王堆导引术也在多个群体的身心健康干预中被推广应用，其缓慢匀速、形动意随的特点决定了人的中枢神经系统发放的是低频和放松的指令。大脑皮质接收低频和放松的指令，而将紧张、焦虑等刺激干扰排除在外，就会处于放松状态。现代心理学多项研究证实，马王堆导引术对中老年女性心境状态、大学生抗挫折能力以及中风后焦虑抑郁水平等具有积极改善作用。值得关注的是，气功导引通过与现代心理治疗原理和技术的交叉融合，已成为中国本土化心理治疗技术的特色探索和创新。比如，北京中医药大学刘天君教授开创的移空技术（又称移箱技术）即是以中医传统养生功法的存想与入静技术为核心，借鉴西方心理学行为治疗的结构性操作流程，以抵达心理空境作为治疗终极目标和手段的心身治疗技术，其团队目前已在专业杂志上发表学术文章百余篇。而中国中医科学院广安门医院汪卫东教授将气功与催眠心理治疗相结合，创造性地提出低阻抗意念导入疗法（TIP 技术）。该技术通过中医气功入静与催眠暗示等方式，将患者诱导至低阻抗状态，从而在潜意识层面进行意念导入治疗，可对其异常人格发展过程进行修正。目前系统的临床实践和研究显示，TIP 技术与其他技术的结合能够较好地帮助失眠、情绪障碍及部分精神疾患取得良好疗效。未来，结合中国民众的文化心理特点及规律，进一步将气功导引、移精变气、暗示诱导等传统中医心理疗法有机融入现代心理干预和治疗，将给心理亚健康的调治以及心身疾病和心理障碍的治疗带来新的尝试和突破。

三、存神乃心理亚健康调摄的旨归

神有广义和狭义之分，广义之神是指有机体所有生命活动的外在表现，而狭义之神是包括意识、思维、情志与灵感等在内的精神心理活动。《淮南子·泰族训》："治身，太上养神，其次养形。神清意平，百节皆宁，养生之本也。"中医讲"心主藏神"，所以就有了"神静而心和，心和而形全"的说法。正所谓"养生先养心，养心首养神"。只有我们的精神处于清静、安宁的状态，才能保持内在心气的平和，维持"心"的正常功能。而心为"五脏六腑之大主"，只有心的功能是健全、正常的，其他脏腑的功能乃至整个形体的功能才能正常发挥。相反地，一旦精神躁扰不宁，我们的心神就会动荡不安，五脏六腑的生理功能也会受到影响，进而损伤到整个机体的健康，所以说"神躁则心荡，心荡则形伤"。形神得安即是保持身心相互影响并且和谐统一的良好状态，这是中医养生的基本原则。《素问·上古天真论》："恬淡虚无，真气从之，精神内守，病安从来？"如果我们能保持安闲清净，内心没有忧思杂念，那么体内的正气、元气就能和顺而不乱，精神就能安守于内而不散，那么疾病就无从发生，个体就能健康长寿。

以"存神"为核心的心理养生思想是马王堆医学独具特色的组成部分，其心身医学成就被学界概括为 3 个方面，即心身合一的养生观、心身合参的疾病观、心身结合的治疗法。比如马王堆导引术作为养生功法，将意念训练、呼吸吐纳和形体锻炼相结合，可谓心身合一、形神共养。《足臂十一脉灸经》"足少阴温（脉）……其病……肝痛，心痛，烦心""臂太阴温（脉）……心痛，心烦而意（噫）"等。此处将情志症状纳入疾病临床诊断，并认为据此可以推断疾病的吉凶善恶，提出"不得卧，有烦心，死"。而在治疗方面，涵盖了祝由疗法、静心宁神等身心谐调方法。

马王堆医学之"存神"思想的核心内涵可归纳为3个层面：一要遵循自然变化规律，才能使"万物得继"，使神长存。正如《十问》所言，"君若欲寿，则顺察天地之道""君必察天地之情，而行之以身"。意即要想健康长寿，就得顺应自然规律，遵循天地阴阳变化之道，根据日月消长、昼夜晨昏、四季变化等自然节律来调摄饮食、起居及情志各方面。二要做到神形相安、神志相合，使魂魄内守。《十问》："暮息之志，深息长除，使耳勿闻，且以安寝。云魂魄安形，故能长生。"意即夜间的呼吸吐纳要深长徐缓，利于安眠，这样精神安于形体就能长生长寿。《十问》又曰："一昔（夕）不卧，百日不复……故道者敬卧。"再次强调了睡眠状态下心神屈藏止息，魂魄相合而安宁，魂不游荡而无梦，魄处其舍而形静，对于我们的身心休养十分重要。三要做到喜怒制神以存神。《十问》："彼生有殃，必其阴精漏泄，百脉菀废，喜怒不时，不明大道，生气去之。"此处明确提出了"喜怒"即情志因素在疾病发生发展过程中的意义，纵欲过度可致阴精漏泄、精衰气竭，全身经脉就会郁闭不通，因而表现出喜怒无常，这便是不懂得养生之根本大道，使得精神生机离自身而去。《灵枢·口问》："悲哀愁忧则心动，心动则五脏六腑皆摇。"心神会被各种过度的负性情绪所牵动，而心神动荡不安则会对五脏六腑都产生影响，因此养心"存神"是维持身心平衡的旨归。正如国医大师邓铁涛所言"养生先养心"，养心的本质即是养神。

现代社会随着工业文明的不断发展，生产力水平不断提高，物质文明越来越发达。人们生活在车水马龙、瞬息万变的城市，我们的心灵不断被爆炸的信息、追赶的焦虑、享受的欲望等"喂饱"和填满，却时常感受到心灵无处安顿。当浮躁、焦虑成为一种"时代病"，安心、静心就成为平衡身心的一剂良药。中国历代医家、养生家都强调精神内守的重要性，主张"恬淡虚无""清心寡欲""收心养性""不见所欲，使心不乱"等，提出了"清静养神法""节欲守神法"来减少无休止的思虑和欲望对心神的动摇和耗损。随着"身心灵全人健康模式"不断受到关注，现代心理学也越来越重视静观、冥想、静修、瑜伽等身心觉察和平衡技术在身心健康维护和促进中的积极作用。其中，正念冥想就是被国内外广泛研究并被临床充分应用和论证的一种心理治疗方法。起源于东方佛教禅修思想的正念疗法，通过"去神秘化"和"去宗教化"的努力，被作为一种科学的心智觉察和注意力训练技术带入医学领域，快速引领了心身医疗保健与治疗的浪潮。目前，国外多项研究表明，正念练习对于癌症患者的抑郁、神经症、睡眠状况，以及艾滋病患者药物治疗副作用和更年期综合征、肠易激综合征、高血压、类风湿关节炎和慢性疼痛类疾病等有着良好的辅助治疗作用。而国内学界研究亦表明，正念疗法可以有效改善心血管疾病、糖尿病、高血压、失眠、慢性疼痛、乳腺癌、类风湿关节炎等疾病患者的焦虑和抑郁情绪，减轻患者心理痛苦以及躯体症状，提高其生活质量。中医心理学与正念疗法在理论构建与临床实践中具有良好的亲缘性和交融性，近年来正念疗法联合中医心理治疗方法和技术开展临床干预，已成为正念在国内医疗领域应用推广的一种特色和创新（图 3 - 7 - 1）。正念疗法与中

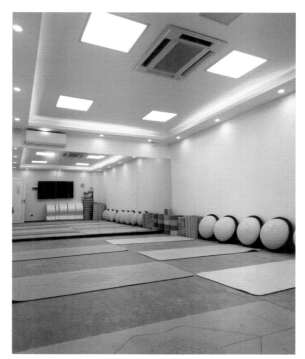

图 3 - 7 - 1 正念减压功能室

医五音疗法、耳穴压豆疗法、按摩治疗、针刺疗法、灸疗法、药物疗法、传统保健功法等在临床领域展开了多项联合治疗的实践和研究，并被广泛应用于脑卒中、高血压、失眠、肺癌、乳腺癌、大肠癌、溃疡性结肠炎、胃肠手术术后康复、多囊卵巢综合征等多种临床疾病的辅助治疗和康复治疗。

中医心理学根植于博大精深的中医理论与临床实践的沃土，凝聚着深邃的中国传统文化精髓和中国古代哲学智慧，并在与现代心理学的交流碰撞中不断展现出新的生机活力。现代心理学经历了近一个半世纪的发展，善于吸收借鉴医学、脑科学、神经科学、计算机科学等相关学科的前沿成果，形成了科学多元的研究范式，拥有脑电、生理记录仪、眼动仪等先进仪器设备和技术，对于推动中医心理学基础理论的现代化研究、中医心理调摄特色技术方法的现代化应用等具有积极借鉴作用。

现代心理学与精气神学说在未来的交叉创新体现在将传统中医理论中的精气神概念与现代心理学的研究方法和理论框架结合起来，探索人类心理活动的本质规律以及心理因素对健康和疾病的影响。譬如，未来可利用精气神学说解释心理疾病的成因，如情绪障碍、压力反应等，从而提供新的治疗视角；可将认知行为疗法与中医的情志调摄相结合，开发新的心理咨询和治疗技术（图3-7-2、图3-7-3）；可在健康心理学中，研究如

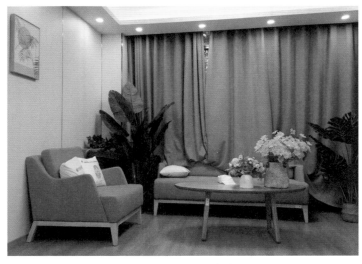

图3-7-2 心理咨询室

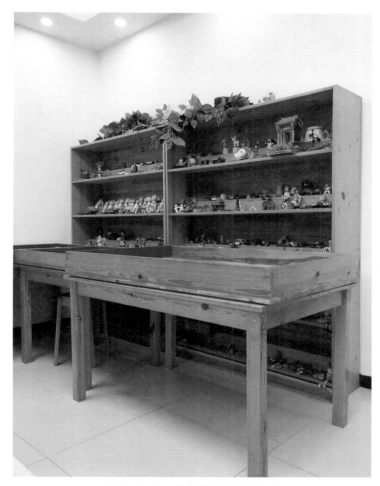

图 3 - 7 - 3　沙盘游戏心理治疗室

何通过培养良好的精气神状态来预防疾病和促进健康；可结合神经心理学的研究，探索中医中"神"与大脑功能、认知过程之间的关系以多角度理解人的心理；可研究心理应激如何影响精气神的状态，以及如何通过调节精气神来应对和缓解心理应激；还可研究精气神学说在老年心理学中的应用，探讨如何通过调节精气神来延缓衰老过程，提高老年人的生活质量等。

　　通过加强现代心理学与中医精气神学说的交叉创新研究，进一步挖掘和转化中医精气神学说的精髓，既有利于现代心理学吸收和融合传统中医的精气神学说，为心理疾病的预防和治疗提供新的思路和方法，并通过心理健康服务的本土化成果的转化和应用，加快中国特色的社会心理服务体系建设和发展。同时又有益于中医药心理健康养生文化的创造性转化和创新性发展，助推中医的现代化和国际化。

第三节 现代技术手段在精气神治疗与健康管理中的创新应用与发展

一、精气神治疗概述

中医传统精气神理论是中医学中的核心概念之一，它是中医理论体系中的重要组成部分，涉及人体生命活动的方方面面。精、气、神三者密切相关，共同维系着人体的生命活动和健康状态。精是生命的物质基础，体现为人体的本原、根本，分为先天之精和后天之精，先天之精由父母遗传、后天之精通过饮食和呼吸获取，主导生殖和生长发育，与身体的基本结构和遗传有关。气是生命活动能量，贯穿于整个人体，分为先天之气和后天之气，通过呼吸、食物消化、运动等方式获取，主导体内各种功能活动，维持人体正常生理功能。神是意识和思维活动的体现，也包括情感和精神状态，是最精纯的形态，主导认知、情感、意识等高级神经活动，保持人的精神状态。

精气神治疗是中医学中的一种综合的、整体性的治疗理念，强调人体的整体平衡和个体差异，通过调整和平衡精气神的运行状态，以达到促进身体健康、防治疾病的目的。根据个体的体质特点，调整饮食、生活习惯、锻炼等，以增强先天之精，维护个体的生命活力。通过中药调理、针灸等手段，调和体内气血的运行，促进身体各器官的正常功能，防治气血失调引起的疾病。强调情志与神的关系，通过心理疏导、音乐疗法、气功等方法，调整情志，维护心神的平衡。在治疗神经系统疾病时，强调通过调整神经系统的活动，改善神经可塑性，提高神经系统的适应能力。通过中医养生、气功等传统疗法，强调整体的调养，使人体在精气神的统一调控下达到健康平衡。

二、现代技术手段在精气神治疗中的创新应用

精气神理论强调人体的精、气、神等因素的平衡，而现代技术手段在优化身心平衡及提供个性精准化诊疗方案等方面发挥重要作用，提供了一系列工具和方法，可以直接影响生物系统的功能、直接干预个体基因组。现代技术手段在精气神治疗中的创新应用涵盖了多个领域，包括基因编辑技术、生物反馈技术、脑机接口技术、神经科学的发展以及营养学与基因组学的整合。

（一）基因编辑技术与个体差异的关联

精气神理论强调先天禀赋的重要性，遗传因素与体质和先天禀赋密切相关。基因编辑技术的发展使得科学家们能够直接修改基因组，从而影响个体在基因水平上的特征。将基因编辑技术与个体差异相关联，通过调整个体的基因表达或基因型，可以更精准地干预精气神的平衡。针对一些遗传性疾病，基因编辑技术可以修复或调整的遗传突变，从而改善体质和基因水平上的先天条件。针对某些与心理健康相关的基因进行编辑，可能有助于调节情感状态，促进心灵的平衡。同时，精气神理论认为体内的气血平衡与免疫系统有关。基因编辑技术可以用于提作证免疫系统中的关键基因，以增强或抑制免疫反应，帮助维持身体的气血平衡。这种创新应用为精气神治疗提供了个体化、精准的干预手段。

（二）生物反馈技术在心身调节中的应用

精气神理论认为"神"与情绪、心理健康密切相关，精神障碍可能与"神"的失调有关。生物反馈技术可以检测生理指标，如心率、呼吸和皮肤电反应等，提供实时的生理信息。在精气神治疗中，生物反馈技术被用于帮助个体实现心身平衡。通过训练个体关注和调整这些生理指标，帮助个体观察和调节身体的生理状态，有助于缓解情绪，可以改善身体和心理状态，减轻压力和焦虑。这一创新应用使得个体能够更主动地参与自身调节过程，有助于缓解情绪压力，促进心身的整体健康。同时，精气神理论中的"气"与身体能量平衡有关。生物技术可以帮助监测和调节身体的能量代谢，例如通过监测代谢产物、血糖水平等，有助于优化能量平衡，维持身体的气血平衡。

（三）脑机接口技术与冥想实践的结合

精气神理论中的"神"与冥想、静心等实践有关。脑机接口技术是一种直接将大脑信号与外部设备进行交互的技术。通过植入或戴上脑电图（EEG）头盔等设备，采集大脑产生的电信号，并将这些信号传输到计算机或其他设备中（图3-7-4）。脑机接口技术允许直接从大脑获取信号，与冥想等精神实践相结合，提供了一种新颖的治疗途径。通过监测大脑活动并将其反馈给个体，可以增强冥想实践的效果，提高个体对自身精神状态的认知，加深个体对心灵平静的体验，进而优化精神平衡。这种创新应用将技术与传统的冥想实践融为一体，为提高心灵平衡提供了新的可能性。

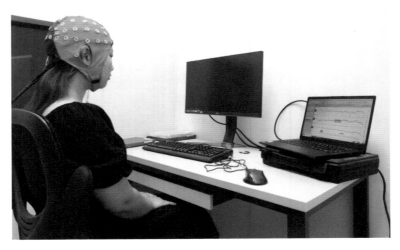

图3-7-4 脑电实验室

（四）神经科学的发展与神经可塑性的影响

精气神理论认为"神"涉及心智、意识等高级神经功能，神经系统疾病可能涉及"神"的失衡。神经科学的发展揭示了神经可塑性的原理，即神经系统对经验和环境变化的适应能力。这对精气神治疗意味着，通过特定的心理实践、训练和刺激，可以塑造个体的神经连接，从而影响其心理和精神状态。通过神经反馈技术检测和调节大脑活动，促进神经可塑性，改善认知功能，可有助于提升个体的精神状态和认知能力（图3-7-5）。

精气神治疗可以结合神经科学的发展，利用神经可塑性的机制，更有效地调节和促进个体的心理健康。

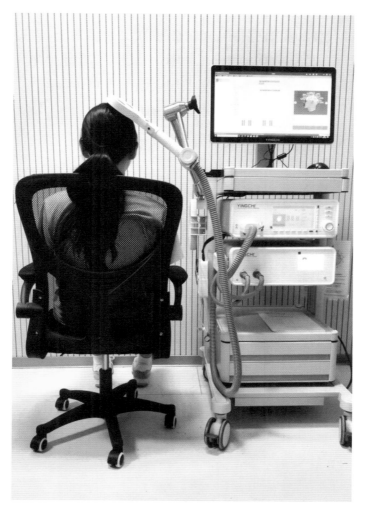

图 3 - 7 - 5　经颅磁刺激治疗仪

（五）营养学与基因组学的整合

精气神理论中的"气"与体质、生理平衡相关，注重个体差异，提倡因人而异的治疗方法。营养学与基因组学的整合为精气神治疗提供了生理和代谢层面的干预手段。了解个体基因型和基因表达模式，可以制订个性化的膳食计划，有助于维护身体的能量平衡，影响精气神的表现。例如，通过调整饮食结构和营养摄入，基于个体基因信息的定制化营养方案，结合中医的体质理论，可以更精准地满足个体的身体和精气神需求，根据患者的基因型调整治疗策略，促进身心平衡，以实现更好的治疗效果。

这些现代技术手段的创新应用在精气神治疗中提供了全新的视角和方法，强调个体差异、个性化调控，为促进身心健康提供了更为综合和深入的解决方案。这种综合性的治疗方式不仅关注精神健康，也涉及生理学和基因水平的干预，推动了整体医学的发展。

三、现代技术手段在健康管理中的应用

现代技术手段在健康管理中的应用呈现了多方面的创新，从基因组学到数据科学，从生物技术到智能健康监测，这些技术正在推动健康管理迈向更个性化、精准、全面的方向。

（一）个性化医疗与基因组学的结合

基因组学研究涉及深度解读个体基因组中的遗传信息，包括基因序列、结构和表达水平等多个方面。这一过程揭示了个体之间存在的基因差异，其中包括单核苷酸多态性（SNP）等变异。这些差异直接影响个体的生物学特征、药物代谢和疾病风险等多个方面。这为个性化医疗提供了不可或缺的关键信息，使医生能够更精准地了解患者的遗传背景。

在基因组学的帮助下，通过分析这些基因变异，我们可以更准确地评估患者患某些遗传性疾病的风险，并且通过基因检测实现早期诊断。这种精准的风险评估和早期诊断能力，有助于医生更精细地预测疾病风险，并为每位患者制订个性化的治疗方案。个性化医疗的核心在于将基因组学的信息与患者的临床数据相结合，以制定个性化的医疗决策。通过充分利用基因信息，医生能够更准确地选择适合患者基因型的药物，从而最大限度地避免药物不良反应。这种个体化的用药方案是个性化医疗的一项重要战略，通过最大限度地匹配患者的遗传特征来提高治疗效果。

在癌症治疗方面，基因组学发挥着关键作用。通过分析肿瘤基因变异，我们可以实现个体化的靶向治疗，使得治疗更加精准有效。通过基因组学分析揭示患者肿瘤的个体基因型，为选择合适的治疗方案提供了科学依据。此外，基因编辑技术的发展使得治疗遗传性疾病成为可能，通过直接编辑患者基因，修复或替代有缺陷的基因序列，为个体提供更为精准和定制的基因治疗选项。这一系列的科学进展为个性化医疗打开了新的前景，将基因组学的信息与医学决策相结合，为患者提供更加精细化、个性化的医疗服务，推动着医学领域朝着更加精准和个体化的方向发展。

（二）生物技术在慢性病管理中的应用

生物技术在慢性病管理中具有关键性作用，通过开发生物药物、基因治疗等手段，能够更为有效地干预和控制慢性病的发展。其应用领域涵盖了多个方面，包括慢性病的诊断、治疗、监测和预防等多个环节。

生物技术通过分子诊断技术展开基因检测，有助于准确定位患者的遗传特征。这一过程推动了大规模生物标志物的发现，这些标志物在慢性病的早期诊断、疾病进展监测以及治疗效果评估等方面发挥着关键作用。这使得个体对特定治疗方案的反应可以被预测，为实现个性化的治疗方案奠定了基础。生物技术的另一重要方向是基因编辑技术，可用于直接修复或修改患者体内的基因。在慢性病治疗中，该技术针对患者的遗传性因素，提供更为个性化的治疗方案。CRISPR-Cas9 等基因编辑技术则可用于修复特定基因缺陷，尤其在治疗一些遗传性慢性疾病方面展现出潜在应用前景。此外，生物技术生产的单克隆抗体被广泛应用于慢性病的治疗，如类风湿关节炎、白血病等。这些抗体能够精准地靶向病理生物标志物，从而减少免疫系统对正常细胞的损害。生物技术的进展也使得生物类似药物的研发更为可行，为慢性病患者提供了更多治疗选择。

在生物技术的推动下，干细胞研究得以发展，为慢性病患者提供了治疗的新希望。干细胞可应用于组织修复和再生，有望治疗某些慢性病的病变组织。通过生物技术，可以更精确地获取和处理患者的干细胞，为个体化的治疗提供了可行性。最后，生物技术可用于研究基因与生活方式之间的关联，有助于深入了解个体在慢性病发生和管理过程中的遗传因素。结合基因信息，可以制定更为个性化的生活方式建议，协助患者更好地管理慢性病，减轻病症。

总体而言，生物技术在慢性病管理中的应用涵盖了多个层面，从个体的遗传特征到治疗方法的个性化，为患者提供更为精准和有效的医疗方案，有望在慢性病管理领域取得更为显著的进展。

（三）数据科学与大数据在健康管理中的应用

数据科学和大数据分析在健康管理领域具有关键作用，通过整合临床记录、遗传信息和生活方式等多源数据，实现对个体和群体健康状况的全面分析和预测。

大数据分析技术的应用使得可以整合患者的电子病历、生活方式数据和遗传信息等多源数据，以建立更为复杂而准确的疾病预测模型。这种方法有助于及早发现患者的潜在健康风险，从而采取相应的预防措施，有效降低患病风险。数据科学为医生提供更全面的患者数据，包括基因信息、生理参数和医疗历史等方面的信息。这有助于制订个性化的治疗方案，更好地满足患者的个体需求，进而提高治疗效果。

大数据分析可用于优化医疗流程，提高医疗资源的利用效率。通过对患者流程和医疗服务的数据进行深入分析，可以发现并改进低效的环节，从而减少等待时间，提升患者的整体就医体验。此外，大数据还可以用于预测患者数量、疾病流行趋势等，有助于医疗机构更合理地规划医疗资源，确保足够的床位、医生和药品供应。大数据支持远程患者监测，通过传感器、智能设备和移动应用收集患者的生理参数。这些实时数据有助于监测患者的健康状况，及时发现异常并采取干预措施，从而更好地管理慢性疾病。

在群体层面，大数据分析为深入了解患者群体提供了重要工具。通过对疾病发病机制和患者群体特征等方面进行深入分析，可以为制定更有效的患者管理策略提供科学依据。大数据分析还在药物研发和临床试验中发挥着关键作用。通过构建疾病模型，可以预测药物对特定疾病的疗效，从而提高新药研发的效率，缩短研发周期。大数据还可用于招募符合特定标准的患者参与临床试验，帮助设计更精准的试验方案。

数据科学和大数据分析在传染病监测与防控、公共卫生政策制定等方面也发挥了关键作用。实时监测传染病的传播动态，及时采取防控措施，以及通过分析大规模的健康数据来全面了解公众健康需求，为制定公共卫生政策提供有力支持。

（四）生物技术在心理健康管理中的创新应用

生物技术在心理健康管理中的创新应用包括基因编辑技术、神经调控技术等，以实现更精细化、个体化的心理健康治疗。

生物技术通过脑机接口技术的应用，能够实现对个体脑部活动的监测和干预。这为深入理解神经可塑性提供了有力工具，即大脑对外部刺激和训练的适应能力。通过神经科学的研究，不仅可以深化对神经可塑性的理解，还有望研发出新型的脑机接口设备，用于治疗与心理健康相关的问题，如焦虑、抑郁等。基因编辑技术作为生物技术的重要组成部分，在心理健康问题的治疗中发挥着关键作用。通过编辑与心理健康相关的基因，可以调整神经递质的水平，从而影响大脑功能，进而改善心理健康状态。该技术不仅包括对焦虑、抑郁症等疾病的治疗，还为实现个体化治疗方案提供了可能性。生物反馈技术作为一种监测生理参数的手段，通过实时反馈帮助个体更好地了解和调节生理状态，对于缓解压力、焦虑以及改善睡眠等方面具有积极的影响。生物反馈技术的结合心理治疗，可助力个体学会有效地自我调节和放松。

在免疫系统与心理健康关联的研究方面，生物技术为深入分析免疫系统的反应提供了有力支持，使我们能够更深刻地理解压力、焦虑等因素对免疫功能的影响。这为制定新的干预手段和治疗心理健康问题提供了理论基础。生物技术在新药开发领域发挥着关键作用，通过深入研究神经递质系统，设计更精准的药物，调节神经递质水平，从而改善精神疾病的症状。这为心理健康问题的治疗提供了更为创新和有效的手段。

综合而言，生物技术在心理健康管理中的创新应用涉及多个层面，从神经科学到基因编辑技术，再到生物反馈技术，这些技术的综合应用有望为个体提供更精准和有效的心理健康治疗方案。

第四节　精气神观念在智慧医疗、健康管理与生活方式优化中的前沿探索

一、精气神观念在智慧医疗中的应用

随着科技的迅速进步，智慧医疗已经成为引领医学进步的主要方向。在这一趋势中，精气神观念作为中医学的核心理念也发现了新的应用。该

观念强调情志与健康之间的紧密联系。智慧医疗通过借助情感识别技术和人工智能，实现了对患者情感状态的实时监测。通过对语音、表情、心率等数据的分析，系统能够初步评估患者的精气神状况，为智能诊断提供更全面的信息。

基于精气神观念，智慧医疗在药物治疗方面也展现了新的可能性。利用大数据和人工智能，系统能够个性化地配伍药物。通过分析患者的体质、情志状态以及对药物的反应，系统可以优化治疗方案，提高治疗的针对性和效果。精气神的平衡与心理健康密切相关，因此虚拟现实技术被引入用于创造身临其境的治疗环境。患者通过虚拟现实体验情境，有助于情志调理，从而提升治疗效果。在针灸治疗中，精准的穴位定位至关重要。智能医疗技术结合生物传感器和实时数据反馈，能帮助医生更准确地定位患者的穴位，实现更精准的针灸治疗，以促进气血畅通，调整精气神的平衡。

智慧医疗应用数字技术监测个体的生活方式，包括饮食、睡眠、运动等。系统基于精气神观念提供个性化的生活方式建议，帮助个体调整饮食结构、制订适宜的运动计划，以维护身体的精气神平衡。智慧医疗的发展也使得远程医疗和在线心理辅导成为可能。患者通过智能设备随时随地获取医疗服务，医生则能够通过远程监测患者的生理参数和情感状态，进行及时的精气神调理。在精气神领域的医学研究中，人工智能的应用加速了数据的分析和处理，挖掘医学文献、临床实验数据中的潜在关联，为深入理解精气神观念提供更多的科学支持。此外，在衰老和老年病的防治领域，还可应用精气神理论指导中药抗衰老评价技术与整合机制的研究，开发抗衰老药物。

通过将精气神观念与智慧医疗相结合，可以提高医疗的个性化水平，为患者提供更全面、精准的医疗服务。这种结合为医学科研和实践带来了新的可能性，推动了整个医疗行业向更为智能、个性化的方向发展。

二、精气神观念对健康管理的影响

精气神观念在中医学中占有重要地位，其对健康管理的影响涉及多个方面，包括身体、心理以及整体生活方式的调整。精气神观念强调情志在健康中的关键作用，因为负面情绪可能导致精气神的不和谐，从而影响器官功能。在健康管理中，我们重视情志调理，通过采用正面情感表达、冥想、放松技巧等方式，有助于调整心理状态，促进精气神的平衡。

根据个体的体质和精气神状态，饮食对于体内能量平衡的影响至关重要。基于精气神观念的理念，健康管理可提供个性化的饮食建议，强调根据个体情况选择适宜的食物，以维持气血平衡。精气神观念认为适度的运动有助于促进气血畅通，维持精气神的平衡。在健康管理中，我们强调适度的运动，包括传统的气功、太极等方式，以促进身体能量的流动，调整精气神状态。针灸作为中医传统疗法，通过刺激穴位调整气血流动，对精气神的调理具有积极作用。在健康管理中，我们考虑将针灸等中医疗法作为辅助手段，帮助调整经络，促进气血平衡。良好的睡眠对于维持神的安宁和平衡同样至关重要，符合精气神观念的理念。在健康管理中，我们注重调整睡眠习惯，创造良好的睡眠环境，以维护神的宁静状态，有助于整体健康。

精气神观念强调整体平衡，包括生活的各个方面，如情志、饮食、运动、睡眠等。基于精气神观念的健康管理提倡个体化的生活方式优化，根据个体差异和精气神状态调整生活方式，以维护整体平衡。将精气神观念融入健康管理中，使个体能够更全面地关注身体、心理和生活方式的调整，从而实现整体健康的提升。这种综合性的健康管理方式有助于个体在不同方面达到平衡，促进身体的自愈能力，提高整体生活质量。

三、精气神观念在生活方式优化中的作用

精气神观念在生活方式优化中发挥着重要作用，其基本理念涉及调整情志、合理饮食、适度运动、保持良好睡眠等方面，以达到身体、心理和精神的整体平衡。

精气神观念强调情志与健康的密切关系，认为情志不和谐可能导致疾病；强调整体平衡，包括情志、饮食、运动、睡眠等各个方面及食物对身体能量平衡的影响。在生活方式优化中，注重情志调理有助于缓解压力、改善情绪，通过正面情感表达、冥想等方式实现心理健康的提升；通过精准的饮食指导，帮助维持气血平衡，改善体质，提供全面的营养支持，从而优化生活方式；强调适度的运动，包括气功、太极等传统方式，以促进身体能量流动，调整精气神状态，提高整体健康水平；注重调整睡眠习惯，创造良好的睡眠环境，有助于提升神的宁静状态，促进整体健康；基于整体平衡的理念，个体化地调整生活方式，维护精气神的平衡，促进身体、心理和精神的协调发展。

通过这些方面的调理，精气神观念在生活方式优化中起到协调身心、平衡能量的作用，有助于提高整体生活质量，促进身体、心理和精神的健康。这种整体性的生活方式管理有助于个体实现身心的和谐，更好地适应现代社会的生活压力，提高整体生命品质。

第八章 创新实践与社会影响

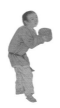

　　传统精气神观念作为中医学和中华文化的精髓，在现代社会中展现出了其独特的价值和魅力。随着现代信息技术的发展和健康理念的更新，精气神观念不仅在认知与传播上获得了新的生命力，而且在塑造当代生活方式、影响健康观念、指导公共健康政策制定以及参与社会心理服务体系构建等方面发挥了重要作用。这一古老理念与现代生活的融合，不仅体现了文化传承与创新的有机结合，也彰显了其在促进个人健康、推动社会进步和提升民族自信中的深远影响。精气神学说有望在全球化的背景下，为全人类的健康和福祉做出更大的贡献。

第一节 传统精气神观念在当代社会中的认知与传播

　　精气神学说是研究宇宙中精气神的内涵及其运动变化规律，并用以阐释宇宙万物的构成本原与发展变化的中国古代哲学理论，属于中国传统文化的范畴。在中医基础理论中，精、气、神是构成人体的精微物质，是人体生理功能的物质基础，三者相互依存、相互为用，形成了中医学特有的精气神学说。随着时代的发展，传统精气神观念在当代社会不断被注入新内涵、获得新认知，并通过不同渠道得以传播和发扬光大。

一、传统精气神观念在当代社会中的认知

　　近年来，通过文献整理、理论探讨和现代实验研究、临床观察等途

径，精气神理论的研究取得了大量成果。其中，文献研究使得精气神理论得到系统的整理和发掘，而采用现代科学技术和方法进行研究，在深入探讨精气神实质上取得了可喜成果。以气的研究为中心，精气神理论进入世界医学行列。所有这些成果不仅深化了传统精气神理论的内涵，而且促进了传统精气神观念在当代社会的认知。

中医认为，精是人体生命的本原，是构成人体和维持人体生命活动的最基本物质。精有狭义之精和广义之精之分，狭义之精是指具有繁衍后代作用的生殖之精，广义之精则指人体内的血、津液、髓及水谷等一切精微物质。这些物质的共同特征是有形可见，因此把精统归为有形可见的物质。从该角度出发，人们认为，精除了包括以上的内容外，还可指代骨骼、肌肉、官窍等一切有形可见的内容。气是构成人体的基本物质，是运动不息，变化不止的。气在不停地运动和变化，引起世界的万事万物也不停地运动和变化，而世界上的一切运动变化，都是气运动变化的具体表现。气的运动称为气机，可高度概括为升、降、出、入4种形式；气的变化称为气化，气化是生命活动的基本形式，动物之生、长、壮、老、已和植物之生、长、化、收、藏均与气化的表现。人的五脏、六腑、形体、官窍、血和津液等，皆有形而静之物，必须在气的推动下才能活动。气的活力很强，其小无内，其大无外，无形而有质，肉眼虽不可见，但却可以通过一定的征象反映出来，因此将气描述为无形有质而有征可循。神是这三者中最关键最复杂的问题。神的物质基础是精。神具有多重含义，对于自然界而言，它指自然界物质运动变化的各种表现和规律；对于个体生命而言，它分为广义之神和狭义之神，广义之神是指人的生命活动的主宰和外在体现，狭义之神是指人的精神、意识、思维等精神活动。这些含义均可概括为无形无质却有征可循，既包括自然界的变化规律，也包括人体的精神状态、意识、思维等内容。

精、气、神既是构成人体的重要组成部分，精是生命产生的本源，气是生命维系的动力，神是生命活动的体现与主宰，三者可分不可离。精、气、神三者之间存在着相互依存、相互为用的关系。精可化气，气能生精、摄精，精与气之间相互化生；精能生神、养神，气能养神，精和气是神的物质基础，而神又统御精与气。正如《类证治裁·内景综要》所言：

"一身所宝，惟精气神。神生于气，气生于精，精化气，气化神。故精者身之本，气者神之主，形者神之宅也。"中医学通过对人体生理和精神活动的阐述以其充足而可靠的实践事实作为依据对神作了全面、深入及具体的论证丰富了神的内容。

总之，中医的精气神概念吸纳了古代哲学中的精气学说和关于神的认识，并结合其自身的医疗实践用于阐述人的生理、心理的健康及疾病状况，逐渐创立了中医精气神学说，为中医理论体系的建构起了重大作用。

千百年来，西医也对精气神学说进行了大量探索。在古代，受限于科学技术水平的极为低下，加之没有形成生理、病理等西医学基础理论，尤其是不重视言语概念的准确界定，西医便将一切肉眼看不见的细微粒子都称为"气"。随着科技的不断进步和各种实验仪器的不断更新，西医学研究的对象越来越精细，人们通常采取严密的分析和界定的作法，即概念分析方法来界定相关精气神。譬如，现代养生系统调控理论认为，遗传，代谢，神经体液免疫系统乃是精气神学说实质，是从分子水平对所谓"气"，"气机"，"气化"，乃至今日的"气场"等的最佳解释。

目前，西医学研究的对象从器官、组织发展到细胞、基因，从骨骼、肌肉、血液发展到蛋白质、脂肪、DNA、RNA 等，各方面都向着更微观的物质基础迈进，研究的成果也日新月异。可以说，西医学在生命科学的微观领域中取得了举世瞩目的成就，为生命科学的发展做出了重要贡献。但现在西医研究的对象，无论其研究细化到何种程度，主要停留在有形可见的客观实体上，属于中医学所讲的"精"，是有形可见的。因此，西医无论是诊断疾病还是治疗疾病，主要是从"有形之精"进行的。比如在病因学方面，无论我们是从细菌、病毒、异常细胞、基因的检测的基础上进行的；在疾病治疗方面，我们是从化学合成之西药对病原体的杀灭、维生素、蛋白质等的补充等，这些都是建立在对物质的分子结构、化学成分及作用机制有清晰的认识基础之上进行的。另外，西医在近一百年间发展起来的医学营养学、环境医学、预防医学等学科也都是从精的层次入手进行研究，比如医学营养学，主要通过各类物理化学实验，检测各类食物中所含有的营养素，分析不同人群对各类营养素的需求，从而确定不同的饮食结构。

　　相比于中医的理解"元精"来源于父母，元精是元气的本原。所以产生新生命，现代医学则认为是新生命精子与卵子结合，之所以产生精确的生命复制，是 DNA 密码信息决定的。因为存储记录复制传递信息的蛋白质等同于中医生殖之"精"，所以生殖之精具有信息特征得以确认，生殖之精包含有生理学的信息载体，即介质。生殖之精衍生了后天之精，所以后天之精同样包含有蛋白质在内的体液激素，细胞、神经递质、突触、Ca^+/Na^+离子、酶、肽类等信使物质。气是无形的，对应于这些介质所传导的信息，这也对应了"精生气"。反射弧生理现象是气所发挥功能的过程，气的含义是功能，意味着"信息和调节"。即便我们发现了递质细胞、DNA、mRNA 等极其细微的物质以及其转录、翻译等过程，但我们仍然无法看见"信息"。由此可见，气虽然看不见摸不着，但古代中医理论承认它是生命的重要"组成部分"，这是具有一定依据的，而不是玄学。神则是人的精神、意识、知觉、运动等一切生命活动的集中表现和主宰者。西医从不同角度对精神、意识思维等进行了大量研究，取得了一系列成果，但由于受研究方法和研究层次的影响，这些知识仅仅是神的一部分内容，并没有从整体层面实现对神的全面认知，故在实际诊疗过程中，西医对神层面内容的应用还相对局限，并未在临床各科中全面应用。

　　要说明的是，西医虽然也对气和神的内容进行过探索，但从西医的总体状况和发展趋势而言，其研究层次主要集中在精的层次。人体毕竟是一个形神统一体，精、气、神作为人体的重要组成部分，三者之间相互影响，相互作用，共同构成和维持各项生命活动，因此仅仅认识到精的层次，无论把物质结构研究得如何清晰，对于生命科学而言，始终是一个缺憾。

　　当前，人们常把精、气、神看作人体是否健康的评价标志，虽然不够精确，但也能表示对于精、气、神对人体健康密切相关这一认知是普遍认可的。由于中医是一门用朴素自然哲学指导的应用科学，因此在其理论体系中，有部分理论是在行医经验、观察生活的基础上感悟出来的。这些理论能够用于诊治，但又不能用现代医学明确解释，这些都需要我们在中医现代化的过程中深度探究。包括精气神学说在内的中医基础理论现代化的建构任务十分艰巨，但是中医现代化是新时代创新发展的必经之路。

二、传统精气神观念在当代社会中的传播

观念、经验和知识的传播与社会发展有着十分密切的关系。譬如，精气神学说在古代主要是用竹简、纸等物品记录的方式，抑或是通过师生间传授，通过少数人学习、收藏等方法传承发展至今。随着现代科学技术的飞速发展，传统精气神观念在现代社会中的传播方式和途径越来越多样化。

（一）中医普及教育

中医普及教育一直是传统精气神观念在现代社会中的传播的重要途径，也是中医振兴的关键。我国现行高等教育中，招收中医类专业的高校均授有《中医基础理论》这门课程，中医基础理论是每个中医学子打开中医重重大门的第一把钥匙，在中医基础理论中，精气神学说、整体观念等中医基础知识是重要内容，每个中医学子通过学习，均深刻体会到精气神学说是中医基础理论重要的组成部分。在他们的后续学习及行医生活中无时无刻不深受着这些理论的影响，且必定会贯穿于其诊治过程始终。在诊治患者时，他们也会将这些理论更加生活化地讲述和传授给患者，让他们更容易理解我们为什么用这种方法治疗，让他们了解、理解我们中医的诊治观念，让医患关系更加融洽。此外，在中小学中科普精气神观念等中医相关知识，让中小学生能够接触中医，进而了解中医、相信中医。其中，2021 年 6 月，国家中医药管理局等五部门联合印发《中医药文化传播行动实施方案（2021—2025 年）》，强调要推动实现中医药文化贯穿国民教育始终，提出"进一步丰富中小学中医药文化教育"和"丰富中医药文化进校园形式"，为新时代传承和传播传统精气神观念指明了学校教育的路径。

（二）媒体传播

媒体传播既包括书籍、报纸、杂志、电视、电影等传统媒介传播。也包括融媒体（Integrated Media）传播。这是一种将传统媒体与新媒体相结合的全新传媒形式。它通过运用多种类型的媒体，如文字、图片、音频、视频等，实现信息的多元化传播。融媒体不仅仅是在一个传媒平台上发布内容，而是通过多个平台、多个渠道实现内容的全方位覆盖，以满足不同

受众的需求。融媒体可以将新媒体的优势与传统媒体的专业性相结合。它在内容创作、传播方式和交互方式上具有更大的灵活性和多样性。融媒体不仅仅是简单地将传统媒体放到新媒体上，更重要的是为受众提供更加全面、丰富、深入的内容体验。

其中，在传统媒体传播方面，书籍报纸和影视作品是主要媒介。譬如，中医的四大经典之一——《黄帝内经》在专业人士中几乎人手一本，但普通大众也会购买《黄帝内经》及其衍生物书籍，通过这些书籍来学习传统精气神学说及其他知识；关于中医的报纸、杂志也在发行中，喜欢看报纸、杂志的人们可以通过这一途径来了解精气神观念及其他中医知识；此外，还有很多关于中医的影视作品也出现在大众眼前，它们通过分类介绍中医知识、讲述某位医家行医生活或者古代名医的一生经历，生动形象地展示着中医，我们在追剧的同时也学习到了一些中医知识和传统精气神理念。

在数字化时代，传媒形式日趋多样化。其中，短视频社交软件在我们日常生活中的存在感非常强。人们可以通过其在极短的时间内知道发生在任何地方的事，也可以通过它们学习我们未接触的知识，这里面就包括大量中医相关知识。在互联网平台上，有专业人士发表的科普文章、科普视频或者观点及经验。科普文章会通过图片、文字很形象、生动地向大众讲述精气神观念等中医理论，扩大中医受众，让人们在刷手机的同时学习一些有用的小知识；科普视频完全可以更加全面地讲述精气神观念，将精气神观念通过老百姓喜闻乐见的方式讲述给观众；对精气神观念等中医理论的理解及运用经验的表达也吸引着更多人表达自己的观点，让更多人参与进来。此外，还可以依托一些线上课程、讲座、论坛等给予大众学习、了解中医的途径。这些网络上的内容不仅仅只面对中国人，感兴趣的外国人同样可以通过这些方式来学习精气神观念等中医理论。所有这些方式满足了人们对中医的好奇心，从而引导他们更加理性地对待中医，而不是盲目相信或者完全不信，进而和谐医患关系，也让中医的诊治范围扩大，更多地发挥优势。我们完全有理由相信，随着数字化时代的深入发展，融媒体在中医传播领域将会得到更加广泛的应用和发展。

3. 跨界传播

中医药承载着民族精神与中华文明，是传承、弘扬中华优秀传统文化的重要载体，对人类文明进步作出了重要的历史贡献。传统精气神观念在新时代焕发新的生机，需要不断推进跨界传播。

一方面，要紧紧围绕国家、行业和新兴社交媒体展开全方位传播。在内容上，要坚持"中医+"思维，推动中医药+博物馆、中医药+文创、中医药+深加工、中医药+养生、中医药+城市品牌和中医药+数智化。在形式上，可以通过举办具有重大影响力的节庆会展活动，不断加强与影视、艺术、歌曲、诗歌、图书等行业的跨界融合产品衍生。另一方面，中医药是中华民族的瑰宝，在促进文明互鉴、维护人民健康等方面发挥着重要作用。习近平总书记强调要做好中医药的守正创新、传承发展的工作，要深入挖掘中医药宝库中的精华，推进产学研一体化，推进中医药产业化、现代化，让中医药走向世界。在这个重视中医药的时代，中医药不仅可以通过多种方式传播到国内各个地方，还应该传播至国外更多国家，让更多的人了解和感受到中医文化，了解精气神观念进而学习、运用精气神观念有效指导健康生活实践。

第二节　精气神理念对当代生活方式和健康观念的影响

精、气、神是人身三宝，是人所有精神意识、机体活动的内在根本。精气神的关系也可以概括为形神关系。形与神俱，即精气神合一，是生命活动的根本保证，如《素问·上古天真论》所言："故形与神俱，而尽终其天年。"中医学的形神统一观是养生防病、延年益寿，以及诊断治疗、推测预后的重要理论依据。因此，精气神理念对当代生活方式和健康观念产生了重要影响。

一、精气神理念对当代生活方式的影响

生活方式是指个人及其家庭的日常生活的活动方式，包括衣、食、住、行以及闲暇时间的利用等。当今世界经济全球化，人们的生活方式也越来越国际化，"生活方式"一般指人们的物质资料消费方式、精神生活方式以及闲暇生活方式等内容。它通常反映个人的情趣、爱好和价值取向、具有鲜明的时代性和民族性。一般来说，生活方式管理往往是通过如

下手段达成的：①教育传递知识，确立态度，改变行为。②激励通过正面强化、反面强化、反馈促进、惩罚等措施进行行为矫正。③训练通过一系列的参与式训练与体验，培训个体掌握行为矫正的技术。④营销利用社会营销的技术推广健康行为，营造健康的大环境，促进个体改变不健康的行为。生活方式管理的核心是养成良好的生活习惯。

马王堆医书《十问》有言"以精为冲，故能长久"，"治气有经，务在积精"。《天下至道谈》亦言"凡彼治身，务在积精"。意即凡调养身体，都必须积蓄精气，只有精气充足才能长生久视。那么通过什么可以积蓄精气呢？首先可以通过饮食来生精。其次要节欲，因为"欲多则损精"。《十问》进一步指出，善于养气聚精，神气就会泉源不竭，顺应天地变化规律、神形相安、控制喜怒也可养神。当然，中医认为，积精是养气的基础。但也有"寒头暖足护气""劳逸养气"之说。总之，人只有养足了精气神，实现精满、气足、神旺，才会少生疾病，健康生活。

在重视中医药、知识传播迅速的当代社会，普通大众可以通过多种途径接触到中医理论，他们也越来越能领会到中医的魅力，从而受其影响调整生活方式。尤其是随着科技的发展和人们生活水平的提高，人们的生活方式也在不断地改变。精气神理念的倡导可以帮助人们更好地平衡工作和生活，调整自己的生活方式，保持身心健康。例如，在工作中，人们会更加注意劳逸结合，尤其是避免不必要的熬夜等。当前，我们进入了互联网时代，人们可以通过互联网来分享自己的日常生活，各种生活方式均生动地呈现在人们面前，比如一线城市的快节奏生活、小县城的慢生活、家庭生活的烟火气等（图3-8-1）。其中有一种印象很

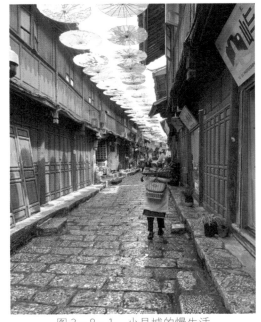

图3-8-1 小县城的慢生活

深刻的生活方式就是辞去城市工作回到农村去生活，他们远离大城市的快节奏，仿佛回到了古人日出而作、日落而息的生活。从他们分享的视频中看到他们的生活似乎很舒适，饮食、起居习惯也比在城市时健康很多，工作压力、社交压力明显减少，动手劳作的机会也相应增多，熬夜的机会也变得很稀少，劳逸适量，他们的精气神饱满，身心状态也健康了许多。

二、精气神理念对当代健康观念的影响

传统的健康观认为："无病即健康。"随着医学模式从生物医学模式转变为"生物—心理—社会医学模式"，人们充分认识到健康不仅是躯体上没有毛病，而且是精神上、心理上都处于良好状态。1989 年，世界卫生组织明确提出："健康不仅是没有疾病，而且包括躯体健康、心理健康、社会适应良好和道德健康。"而从卫生经济学的视角来看，现代健康观则是整体健康。整体健康涉及生理、心理和道德三大因素，诸多的社会和环境因素会对人的健康产生重要影响，而健康本身就是一种个人财富或社会财富的代表，它是人生幸福指数的决定因素之一。世界卫生组织对影响健康的因素进行过如下总结：健康=60％生活方式+15％遗传因素+10％社会因素+8％医疗因素+7％气候因素。由此可见，生活方式管理是新兴起的个人健康管理中一个重要策略。

事实上，健康生活方式是需要培养的，而培养的主动性恰恰就在人们自己。生活方式管理的观念就是强调个体对自己的健康负责。当代社会，人们承受着前所未有的压力，这些压力有经济压力、学业压力、家庭压力等。其中，经济压力成为了人们最为直接和紧迫的问题之一。首先，就业市场的竞争激烈使得人们面临着前所未有的挑战。其次，房价的飞涨也给人们带来了沉重的负担。此外，高物价和日益增长的生活成本也给人们带来了沉重的经济负担；教育体制的竞争导向使得学业压力成为现代学生的主要负担；高考制度带来的压力让学生背负沉重的负担，繁重的课业负担让学生感到压力倍增；家庭对子女的期望和压力让子女感到压力，经济压力传统上也常常放在家庭责任上；人际关系和家庭问题也给人们带来了不小的压力。他们的生活充满了紧张、焦虑和不良的生活习惯，导致许多人在精神上疲劳、焦虑、抑郁等问题。这种情况往往伴随着错误的健康观念，他们认为只要身体没有直接表现出来不适就是健康。这种健康观念是不可取的，因为健康不仅仅是身体无不适感。

中医有很多关于健康观念养成的建议。《黄帝内经》："法于阴阳，和于术数，饮食有节，起居有常，不妄作劳，故能形与神俱。"它的意思是顺应自然界天地阴阳的变化规律，调整自己的生活习惯和生活状态，采取正确的方法和技术进行养生，饮食有所节制，起居生活遵循一定规律，同时劳作也要适度，这样才能形神俱旺，协调统一。同时，《黄帝内经》还言："恬淡虚无，真气从之，精神内守，病安从来。"这句告诉我们保持内心的平静、淡泊，不为外界欲望所扰，人的正气会按照自然规律正常运行；精神能够安守于内而不散失，疾病就无从发生。我们常说"闭目养神"，这是因为"五脏六腑之精气，皆上注于目而为之精"。闭上眼睛，收摄心神，以固守我们的精、气、神。人们的正气充足，才能抵御外邪的侵袭，正所谓"正气存内，邪不可干"。王维诗注诗："行到水穷处，坐看云起时。"也寓意着一种"恬静、自在、超脱"的生活态度。

此外，在传统的健康观念中，人们更注重的是外在的身体健康，而忽略了内在的精神健康。精气神理念强调的是人的内在精神状态和生命力的体现。精气神理念认为，人的内在精神状态直接影响到人们的身体健康和心理状态。因此，精气神理念倡导人们注重养护精气神，以此预防和缓解身体疾病和心理问题，提高生活质量。精气神理念的提出，让人们意识到身体健康和精神健康是密不可分的，只有内外兼修才能达到真正的健康状态。因此，人们开始注重身心健康的平衡发展，注重培养自己的内心平静、保持适量的运动等健康生活方式。由此可见，在古代，人们就懂得在日常生活中既要保持内心平静、情绪稳定，努力达到"不以物喜，不以己悲"的状态，又要保持生活、饮食的良好习惯，劳逸结合，养护精、气、神，精气神充足，这样病邪就无从下手了。

总之，精气神理念对当代生活方式和健康观念的影响是显而易见的。精气神理念可以帮助人们更好地调整自己的生活方式和健康观念，提高生活质量。同时，它也提醒人们要注重身心健康平衡发展，避免过度追求物质生活而忽略了内在的精神生活。

第三节　精气神学说在社会公共健康政策制定中的应用

精气神学说作为中国古老的哲学思想和中医学的重要内容，不仅对当代生活方式和健康观念有着深远的影响，而且对于现代社会的公共健康政策制定也有着重要的启示。

一、精气神学说与全民健康

我们党历来高度重视人民群众的健康问题。党的十八大以来，以习近平同志为核心的党中央始终坚持以人民为中心，切实把人民健康放在优先发展的战略地位，树立"大健康、大卫生"理念，提出了新时期卫生健康工作方针。2016 年，中共中央、国务院印发了《"健康中国 2030"规划纲要》，将健康中国上升为国家战略。2018 年，国务院印发《关于实施健康中国行动的意见》，进一步凝练了健康中国行动的核心内容，明确了健康中国行动的指导思想、基本原则和总体目标，从干预健康影响因素、维护全生命周期健康和防控重大疾病等 3 个方面提出实施 15 项行动，并对组织实施作出部署。为确保健康中国行动得到有效的落实，国务院办公厅同步印发了《关于印发健康中国行动组织实施和考核方案的通知》，还成立了健康中国行动推进委员会并印发《健康中国行动（2019—2030 年)》。经过不懈的努力，我国卫生健康事业获得了长足发展，人民健康水平持续提高。

然而，随着工业化、城镇化、人口老龄化进程加快，我国居民疾病谱正在发生变化，人民健康面临新的问题和挑战。一方面，包括肝炎、结核病、职业健康、地方病等问题不容忽视，艾滋病等重大传染病的防控形势仍然十分严峻。另一方面，由于居民健康知识知晓率不高，不健康的生活方式普遍存在，由此引起的疾病问题日益突出。特别是心脑血管疾病、慢性呼吸系统疾病、糖尿病、癌症等慢性病，以此为代表的慢性病导致的死亡人数已经占到了总死亡人数的 88％，由此导致的疾病负担占总疾病负担的 70％以上，严重危害人民健康。

中医是中华民族的瑰宝，包含着中华民族几千年的健康养生理念及其实践经验，凝聚着中国人民和中华民族的博大智慧。面对现代社会出现的这一系列问题，中医药学的优势越来越凸显无遗。在整体观念、辨证论治等理论指导下，中医以优势诊断与治疗技术为基本服务形式，实施以患者为中心、集防治为一体的个性化诊疗服务，几千年来，为中华民族的繁衍昌盛做出了不可磨灭的贡献，并且对世界的文明进步产生了积极影响。

作为中医基础理论重要的组成部分，精气学说探讨了构成人体的精、气、神的本质、生成和运行规律，以及它们在生理和疾病过程中的作用。精气神学说不仅体现在对人体结构、功能和疾病的认识上，也构成了中医的整体观和治疗原则，强调人与自然环境的整体联系，以及身体各部分之间相互关联的生理网络。精气学说还涉及到了宇宙万物的构成本原和发展变化，一直贯穿于中医药预防、诊治的全过程当中，充分强调人的精神状态对于健康的重要性。譬如，中医药学强调"正气内存，邪不可干"，增强体质等内在因素，遵循"起居有常，不妄作劳""精神内守，病安从来"等养生之道，使人体血脉流通、气机调畅，增强"正气"，防治疾病。同时，"顺应天时，天人合一"，适应四时变化，如《素问·四气调神大论》所言："阴阳四时者，万物之终始也，死生之本也，逆之则灾害生，从之则苛疾不起，是谓得道。道者，圣人行之，愚者佩之。从阴阳则生，逆之则死，从之则治，逆之则乱。反顺为逆，是谓内格。"指导人们保持健康的生活方式，养生颐寿，以提高身体素质，从而达到不得病或少得病的目的。"饮食有节"，则提醒人们注意饮食清洁，防止病从口入，规避邪气，积极消除致病因素，减少或避免它对人体的侵害。此外，人体本身是自然界一个组成部分。因此保养身体必须遵循自然规律，做到生活规律、饮食有节、劳逸适度、避其外邪、坚持锻炼等，才能有效地增强体质，促进健康。养神和养形有着密切的关系，二者不可偏废，要同时进行，以达到"形与神俱，而尽终其天年"。

二、精气神学说在社会公共健康政策的相关应用

精气神学说又可以概括为形神一体观，"形神一体"是指形体为精神活动之载体，精神活动为形体之主宰，形体与精神统一性的思维方式，又称"形神合一"。形与神是中国古代哲学的一对范畴。南北朝范缜《神灭

论》提出："神即形也，形即神也。是以形存则神存，形谢则神灭也。"
"形者神之质，神者形之用。"说明形神一体、形神相成的密切关系。"形神合一"是中医学对于生命整体性的认识，形体与精神同生、同存、同亡，两者是不可分割的统一整体。

在形神关系中，"神"起着主导作用，"神明则形安"。故中医养生观是以"调神"为第一要义，养生必须充分重视"神"的调养。精神保持淡泊宁静状态，减少名利和物质欲望，和情畅志，协调七情活动；顺应一年四季阴阳之变调节精神，使精神活动与五脏四时阴阳关系相协调；节欲可保精全神；通过多种有意义的活动，如绘画、书法、音乐、下棋、雕刻、种花、集邮、垂钓、旅游等，培养自己的情趣爱好，使精神有所寄托，并能陶冶情感，从而起到移情养性、调神健身的作用。总之，守神而全形，就是从"调神"入手，保护和增强心理健康以及形体健康，达到调神和强身的统一。

"形伤则神气为之消"，形盛则神旺，形衰则神衰，形体衰亡，生命便可告终。人体形体要不断地从自然界获取生存的物质，进行新陈代谢，维持人体生命活动。"保形"重在保养精血，《景岳全书》："精血即形也，形即精血。"《素问·阴阳应象大论》指出："形不足者，温之以气，精不足者，补之以味。"阳气虚损，要温补阳气，阴气不足者，要滋养精血。可用药物调养，以保养形体。

据此，我们在社会公共健康政策的制定中，十分注重运用精气神学说。譬如，2019 年 7 月 15 日国务院印发《国务院关于实施健康中国行动的意见》（以下简称《意见》）。《意见》指出，人民健康是民族昌盛和国家富强的重要标志，预防是最经济最有效的健康策略。要以习近平新时代中国特色社会主义思想为指导，全面贯彻党的十九大和十九届二中、三中全会精神，坚持以人民为中心的发展思想，坚持改革创新，贯彻新时代卫生与健康工作方针，强化政府、社会、个人责任，加快推动卫生健康工作理念、服务方式从以治病为中心转变为以人民健康为中心，建立健全健康教育体系，普及健康知识，引导群众建立正确健康观，加强早期干预，形成有利于健康的生活方式、生态环境和社会环境，延长健康寿命，为全方位全周期保障人民健康、建设健康中国奠定坚实基础。《意见》提出，要坚持普及知识、提升素养，自主自律、健康生活，早期干预、完善服务，全民参与、共建共享的基本原则。《意见》明确了 3 个方面共 15 个专项行动健康，其中全方位干预健康影响因素方面，包括了健康知识普及、合理膳食、全民健身、控烟、心理健康促进、健康环境促进行动。通过普及健康知识，学会正确认识健康，养成健康文明的生活方式，掌握必备的健康技能，学会科学就医、合理用药，做自己健康的第一责任人；通过合理膳食行动，严格执行国家食品安全标准，积极倡导个人和家庭主动学习膳食科学知识，让每个人吃得营养、吃得安全；通过适当锻炼，提高抵抗力、调节心情、增强意志；科普吸烟害处，明确吸烟场所，减少"一手烟""二手烟"人数；普及心理健康重要性、心理健康咨询方法及常用调节情绪方法，减少心理健康问题；改善环境问题，让每个人能喝洁净的水，呼吸到清新的空气。另外，社会倡导的"个人防护"也很重要，在面对疾病威胁时，个人防护是预防疾病传播的重要手段。公共健康政策鼓励公众采取必要的个人防护措施，如戴口罩、勤洗手、疫苗接种、隔离措施，降低感染疾病的风险。通过政府、社会、家庭、个人的共同努力，努力使群众保持身心健康，做到不生病、少生病，提高生活质量。

当前，中医药服务能力不断提升，中医药特色优势进一步彰显，在加快推进健康中国建设和服务群众健康方面，中医药发挥了重要作用。未来我们应充分认识传统精气神养生理念和中医药文化的时代价值，有效将其引入公共服务并应用于公共健康政策制定中，不断制定出更加科学、有效的公共健康政策，以切实保障百姓的健康福祉，为构建人类卫生健康共同体贡献中医智慧和中医力量。

第四节　精气神学说在社会心理服务体系建设中的价值

党的十八大以来，以习近平同志为核心的党中央高度重视心理健康和精神卫生工作。党的十九大报告提出"加强社会心理服务体系建设"，党的二十大报告中再次强调"重视心理健康和精神卫生"。中医心理健康养生文化是中华优秀传统文化中的心理学思想与中医药数千年的防病治病实践经验相结合所凝结的智慧结晶，是具有民族性、自主性和原创性的精神心理卫生资源宝库。《健康中国行动（2019—2030 年）》在"心理健康促进行动"中明确要求，推广中医心理调摄特色技术方法在临床诊疗中的应用。国家 22 部门联合出台《关于加强心理健康服务的指导意见》指出，要充分发挥中医药在心理健康服务中的作用，加强中医院相关科室建设和人才培养，促进中医心理学发展。国家 10 部门联合发布《全国社会心理服务体系建设试点工作方案》强调，提升医疗机构心理健康服务能力，鼓励中医医疗机构开设中医心理等科室，支持中医医生在医疗机构提供中医心理健康诊疗、咨询和干预等服务。当前，随着中医药高质量发展驶上快车道，中医药心理健康养生文化的传承和弘扬迎来了春天，应大力发挥其原创性优势，通过创造性转化和创新性发展融入社会心理服务体系建设，进一步彰显其全方位全周期服务人民健康的独特价值。

正如中医的生命力在于临床，中医心理学的生命力也在于临床，中医心理学的传承、创新和发展都离不开临床的实践、检验和推广。中医心理学对于心理活动规律的认识、情志致病机制的揭示、心理治疗方法的建立以及心理养生保健理念的形成等，都是历代医家在长期的临床实践中创造、积累起来的。这些经验经过反复的临床实践验证，提炼、升华为系统的知识体系，并反过来指导实践。据统计，《黄帝内经》从篇名命题到主要内容讨论心理学、医学心理学有关问题的达 32 篇，占全书 162 篇的19.8%。其在内容中涉及心理学、医学心理学思想达 159 篇，占 162 篇的79.6%。而现存历代医籍中心理治疗医案有 400—600 例，针药治疗心病医案有 6 000—10 000 例，堪称一座丰富的临床中医心理学思想资源宝库。中医药学在长期发展过程中创造了许多独特的心理疗法（称为"意疗"），常用方法包括顺情从欲、开导解惑、情志相胜、移精变气、暗示诱导等。而气功、音乐、针灸、药物等辅助疗法也被纳入广义的中医心理疗法范畴，与意疗共同应用于中医心理疾病的预防与治疗。这些中医心理疗法设计精妙，疗程简单，疗效明显、迅速，并在原理上常与现代心理疗法具有异曲同工之妙。

有着数千年的理论积淀和临床应用传统的中医心理治疗在我国医疗服务体系和公共卫生服务中一直发挥着独特作用。比如，抗击新型冠状病毒肺炎疫情期间，多地中医医院的治疗和康复方案在纳入中医治疗的同时也强调心理疏导，探索了中医语言疏导四步法、传统八段锦等特色身心疗法。同时，一些疏肝理气、养心安神的中药疗法也被推荐纳入康复期患者的失眠、焦虑等精神症状的调治方案。现代中医心理疗法干预和治疗抑郁症是当前具有代表性的热点研究和应用领域。尽管已有多种西药、西方心理疗法长期应用于广泛性抑郁障碍的治疗，但却存在药物副作用大、效果不确切等局限。同时，由于西方心理疗法与我国患者的文化背景和心理特征不相适应，患者容易出现耐受性差、依从性差、高复发率等现象，使得不少抑郁症患者相继转向副作用低的中医心理疗法寻求帮助。多项具有代表性的中医心理疗法如低阻抗意念导入疗法、改良中医情绪疗法、现代中医心理认知疗法、移空技术等，均通过临床应用和研究证明其在对于抑郁症的治疗具有良好效果。而针对不同类型的抑郁症患者，针灸疗法、药物疗法、五音疗法等临床干预研究也不断取得新进展。比如，北京中医药大学唐启盛教授带领团队研究制定了《抑郁症中医证候诊断标准及治疗方案》，被纳入中华中医药学会《中医内科疾病治疗指南·抑郁症》，并在全国推广应用，其突破性成果获得国家科技进步二等奖。

当前，中医心理调摄特色技术方法的推广与应用正当其时，应以推动中华优秀传统文化创造性转化和创新性发展为契机，大力促进中医心理治疗理论与技术与现代心理学最新研究方法技术的融合发展，努力为民众提供符合我国国情、文化特点和价值观的心理卫生与健康服务。精气神学说作为中医学的核心理论，是认识人体生理状态、病理变化、健康养生和疾病发展与转归规律的重要指导，蕴含着深邃的心理健康养生思想以及心理疾病防治理念及方法。正如明代著名养生学专著《遵生八笺》所言："长生之法，保身之道，固气养精，固精养神，神不离身，乃得常健。""聚精""养气""存神"是中医学所独有的身心平衡理念和方法，其宣传、普及和推广对于增强广大民众的心理健康素养和心理养生保健能力具有重要作用。

以"精气神"为核心的整体干预方案坚持形神共治、身心谐调，在心理亚健康的调治以及中医心理疾病的防治与康复方面具有独特的理论价值和实践意义。必须进一步研究、总结、凝练这些具有鲜明中医药特色和优势的心理养生和治疗学说，将其上升到中医心理卫生学的高度去认识，贯穿到心理健康促进行动中去落实，融入社会心理服务体系中去践行和检验，才能真正促进中医心理健康养生文化的继承、弘扬和发展。

同时，也只有把传统的中医心理健康理念与方法同现代医学、现代心理学以及脑科学、神经科学、分子生物学等先进学科相结合，通过交叉创新才能适应现代生产生活方式，真正服务和解决当代人的身心健康问题。

未来，应坚持以"两个结合"为指导，以人民健康为中心，以守正创新为前提，以转化应用为重点，以交流互鉴为助力，探索建立中医药特色心理健康服务体系，推动中医药心理健康养生文化在建设健康中国的时代洪流中焕发新的生机活力。

结　语

　　古人谓，天有三宝：日、月、星；地有三宝：水、火、风；人有三
宝：精、气、神（宝者，通保也，有保护、珍惜、珍贵之意）。聚精、养
气、存神为历代"道生""摄生""养性"所追求，为人体养生之根本。

　　精、气、神不仅是古代医学的核心概念，也是现代人追求健康生活的
重要指导原则。马王堆医学文献的出土，为我们提供了一个独特的视角，
让我们得以一窥古代医者如何通过合理药膳、适度运动、情绪调节和精神
修养等来维护和提升个体的生命力。

　　这些跨越千年的医学理念，与现代对于健康生活方式的追求不谋而
合，展现了古代智慧与现代医学的交汇与融合。它们不仅为后世中医学的
发展奠定了坚实的基础，而且对现代人的健康养生依然具有重要的启示作
用。在快节奏的现代生活中，马王堆医学文化的精气神学说提醒我们，健
康是一种平衡，是身心与自然和谐相处的结果。

　　在未来，期待科技的进步能够更加助力以马王堆医学文化精气神学说
为代表的传统医学的传承与创新。随着科技发展，中医精气神学说可与现
代生物医学、心理学、认知科学等领域相结合，利用高科技手段如基因组
学、神经科学工具来探索精气神学说的生物学基础和临床应用。同时，也
希望未来能有更多跨学科的合作，将医学、哲学、心理学、营养学等领域
的知识和方法结合起来，形成更为全面的健康促进体系，探索精气神学说
在抗衰老、提升生命质量、疾病预防等方面的深层机制和应用潜力。

参考文献

［1］ 周一谋，萧佐桃. 马王堆医书考注［M］. 天津：天津科学技术出版社，1988：1.

［2］ 何清湖，周兴，谭同来，等. 马王堆古汉养生大讲堂. 第2版［M］. 北京：中国中医药出版社，2017：63－73.

［3］ 马继兴. 中国出土古医书考释与研究. 上卷［M］. 上海：上海科学技术出版社，2015：181－260.

［4］ 陈红梅. 马王堆医书抄录年代研究概况［J］. 中医文献杂志，. 2009，27（06）：50－52.

［5］ 邹登顺. 战国秦汉养生思想体系研究［J］. 重庆师院学报（哲学社会科学版），2000（03）：12－20.

［6］ 刘蔚. 简论马王堆医书《十问》"审夫阴阳"生命观及现世价值［J］. 湖南中医药大学学报，2014，34（03）：1－3，27.

［7］ 葛晓舒，魏一苇，谭玉美，等. 马王堆汉墓医书对先秦秦汉养生思想的借鉴与创新［J］. 湖南中医药大学学报，2020，40（12）：1576－1580.

［8］ 苏培庆，郑民，崔华良. 中医养生文化基础［M］. 北京：中国中医药出版社，2015：26－29.

［9］ 凌昌全，夏翔. 中国养生大全［M］. 上海：上海科学技术出版社，2013：50－59.

［10］ 胡红梅. 气化流行. 生生不息［M］. 武汉：武汉大学出版社，2019：3－8.

［11］ 曹洪欣，潘桂娟. 中华医学百科全书：中医药学. 中医基础理论［M］. 北京：中国协和医科大学出版社，2020：68－100.

［12］ 沈丕安. 黄帝内经学术思想阐释［M］. 北京：人民军医出版社，2014：77－103.

［13］ 翟双庆. 内经讲义［M］. 北京：中国中医药出版社，2016：63－69.

［14］ 石映宣.《黄帝内经》医学精华论［M］. 成都：西南交通大学出版社，2013：260－313.

图书在版编目（ＣＩＰ）数据

马王堆精气神学说 / 魏一苇，陈洪主编. -- 长沙 ：湖南
科学技术出版社，2024.11. --（让马王堆医学文化活起来丛书 /
何清湖总主编）. -- ISBN 978-7-5710-3028-5

Ⅰ. R212

中国国家版本馆 CIP 数据核字第 2024G06W74 号

马王堆精气神学说

总 主 编：何清湖

副总主编：陈小平

主　　编：魏一苇　陈　洪

出 版 人：潘晓山

责任编辑：李　忠　杨　颖

出版发行：湖南科学技术出版社

社　　址：长沙市芙蓉中路一段 416 号泊富国际金融中心

网　　址：http://www.hnstp.com

湖南科学技术出版社天猫旗舰店网址：

　　　　　http://hnkjcbs.tmall.com

邮购联系：0731-84375808

印　　刷：长沙艺铖印刷包装有限公司

　　　　　（印装质量问题请直接与本厂联系）

厂　　址：长沙市宁乡高新区金洲南路 350 号亮之星工业园

邮　　编：410604

版　　次：2024 年 11 月第 1 版

印　　次：2024 年 11 月第 1 次印刷

开　　本：710mm×1000mm　1/16

印　　张：11.5

字　　数：168 千字

书　　号：ISBN 978-7-5710-3028-5

定　　价：68.00 元